U0221383

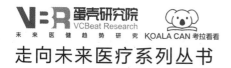

走向未来医疗系列丛书

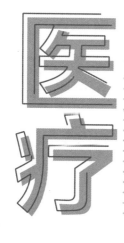 医疗

创业与投资
启示录

动脉网蛋壳研究院◎编著

MEDICAL
ENTREPRENEURSHIP
AND
INVESTMENT
APOCALYPSE

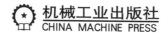

机械工业出版社
CHINA MACHINE PRESS

《医疗创业与投资启示录》一书对医疗行业不同发展阶段的医疗创业投资企业进行了全面剖析，对医疗行业的投资机会、创业投资涉及的领域以及方法做了详细阐述。全书收录了大量的真实商业案例。

　　本书对于医疗健康领域的新趋势——国际化投资进行了介绍，对医疗失败的创业投资企业进行了深度分析，以助力医疗健康产业实现社会效益与经济效益的双赢。相信本书将成为医疗创业者与投资者的案头必备和首选。

图书在版编目（CIP）数据

医疗创业与投资启示录 / 动脉网蛋壳研究院编著 . —北京：机械工业出版社，2019.4
　（走向未来医疗系列丛书）
　ISBN 978-7-111-62461-5

　Ⅰ .①医…　Ⅱ .①动…　Ⅲ .①医疗保健事业 – 产业发展 – 研究 – 中国②医疗保健事业 – 投资 – 研究 – 中国　Ⅳ .① R199.2 ② F832.48

中国版本图书馆 CIP 数据核字（2019）第 068034 号

机械工业出版社（北京市百万庄大街 22 号　邮政编码 100037）
策划编辑：刘怡丹　责任编辑：刘怡丹
责任校对：李　伟　责任印制：张　博
三河市国英印务有限公司印刷
2019 年 4 月第 1 版第 1 次印刷
170mm×242mm · 12.75 印张 · 1 插页 · 168 千字
标准书号：ISBN 978-7-111-62461-5
定价：69.00 元

凡购本书，如有缺页、倒页、脱页，由本社发行部调换
电话服务　　　　　　　　　　　网络服务
服务咨询热线：010-88361066　机 工 官 网：www.cmpbook.com
读者购书热线：010-68326294　机 工 官 博：weibo.com/cmp1952
　　　　　　　　　　　　　　　金 书 网：www.golden-book.com
封面无防伪标均为盗版　　　　　教育服务网：www.cmpedu.com

丛书序 ▎

近年以来，互联网已经颠覆了太多产业，但并未彻底改变健康医疗产业，无论是服务的形态还是质量，我们相信这个产业一定会被互联网及其他新的技术改变。

医疗的公共服务属性及上百年来形成的固有利益格局、思维体系不可能在短时间内被改变，需要几十年乃至更长时间才能达到产业的新恒态，这就是媒体及研究机构的巨大价值所在。

2014年4月，动脉网诞生了，这是中国第一个聚焦健康医疗产业变革的第三方机构，并一直在"产业传播"与"产业研究"两个维度构筑自己的核心能力。自创办以来，动脉网始终关注"新技术"和"新医改"双轮驱动下的、以"新医改"为核心的大健康产业变革，尤其是这种变革带来的新商业机遇、新产业生态、新技术创新企业，以及在变革时代中产业人的重新定位。

每一个伟大企业成长的背后，都会有苦难的一面，乔布斯曾被自己的董事会赶出公司，马云曾在北京一再碰壁，马化腾也多次想卖掉自己的公司。企业的成长，本身就是一部辛酸史。因此，我们更愿意用发展的眼光和期待未来的心态去关注一个企业的发展沉浮，并提供力所能及的帮助。

动脉网诞生的时间正好是在健康医疗产业变革的起点上，与中国乃至世界的健康医疗产业变革同步。在将近五年的时间里，动脉网的小伙伴们用手中的笔，写下了8 000多篇文章、2 000万字的材料、100多篇报告，报道了近4 000家公司，覆盖了医疗创新的81个细分领域，初步构建起了全球医疗创新脉络图谱，已经成为20万医疗创新专业人群的信息家园。这些文字记录了我们在创新医疗健康领域五年时间的所见、所思和所得，以信息和数据为基础，呈现出逻辑清晰的医疗创新行业地图。

1. 我们的方法与逻辑

医疗的创新是全世界最重大的命题之一，关系着人、社会和国家的根本，要深入去理解、解释医疗创新发生的逻辑、原因，需要有耐心、有方法，最关键是下定决心深入到行业中，成为其中的一份子。

动脉网从医疗领域的宏观向中观、微观进行探索，在成立之初就引入了源自哈佛商学院的 DIKW 金字塔模型，从深层次探讨医疗领域的产业变迁，如下图所示。D，即 DATA，涵盖了动脉网五年来积累的医疗创投领域的海量数据；I，即 INFORMATION，是动脉网通过对医疗行业的专家、企业家的采访所整理出的资料和信息；K，即 KNOWLEDGE，是从数据和信息中整理出来的知识体系；W，即 WISDOM，是基于数据和信息得出的对于未来的趋势判断。从一个新闻事件中，我们去发掘企业做这件事情的商业逻辑和判断；从大数据中，我们分析细分领域的全貌；在对历史的掌握以及对当下的理解的基础上，我们形成了对未来趋势的判断能力。信息大爆炸时代，真伪边界愈发模糊，动脉网要起到信息的筛查和过滤器的作用。

行业研究与咨询

致力于打造最专业医疗创新智库

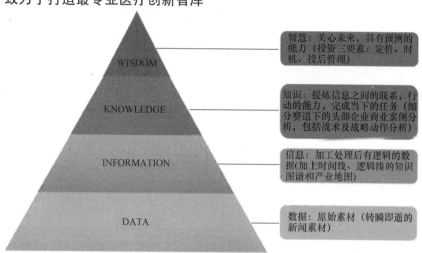

以此模型为底层的研究方法论,动脉网开始了对复杂医疗创新世界的描述和重构。

2. 医疗创新世界脉络图是如何塑造的

在数据方面,动脉网知识库目前已经积累了 13 000 多家全球医疗创新公司的数据、5 000 多家机构数据、56 000 多条政策数据、9 700 多条全球投融资数据。这个数据还在持续增长之中。

与全球知名医疗健康平台 STARTUP HEALTH、ROCK HEALTH 发布的数据对比,动脉网投融资数据覆盖的范围更广,统计的数据更全面。前二者的统计范围仅限于数字医疗公司,且对中国公司的统计不够全面,而动脉网将统计范围扩大至全球整个医疗健康行业。

在信息方面,动脉网四年来完成了近 4 000 家的企业报道,其中国内 2 400 多家,国外 1 400 多家,覆盖了全球医疗创新企业,70% 的投融资信息都在动脉网首发。

目前，动脉网的医疗专业内容团队已经超过 20 人，融资完成后将继续扩大内容团队，实现全球医疗创新信息的全覆盖。

在报告方面，动脉网是最早在行业内成立研究院的新媒体，2014 年就成立了"互联网医疗研究院"（动脉网蛋壳研究院的前身）。四年以来，动脉网蛋壳研究院完成了 100 多份原创行业报告，拥有超过 20 万人次的报告下载量。

在案例方面，动脉网蛋壳研究院从早期开始，就对全球医疗创新领域的核心企业、头部企业进行深入解读。

从数据到信息，再到案例、报告，动脉网四年以来一直在力图实现产业链的全覆盖，以全球化的视野解读企业创新行为，使读者更好地了解全球医疗创新的趋势，并从中找到自己的坐标。

由动脉网蛋壳研究院编著的"走向未来医疗系列丛书"是动脉网对医疗领域新变革、新技术和新方向的总结，记录了行业如何通过技术创新和模式创新去改变医疗流程、降低医疗成本和提高医疗服务效率。《医疗创业与投资实践》记录了医疗领域在政策、产业和资本层面的发展，总结了近五年来医疗投资市场的变化；《大数据＋医疗：科学时代的思维与决策》从医疗大数据的行业发展现状、应用场景、企业布局、政策监管等方面进行探讨，对医疗大数据的行业发展做了全面的分析和展示；《区块链＋医疗：新技术赋能医疗的应用与未来》描绘了区块链技术在医疗健康领域的落地场景和未来发展前景。

这是一个充满了无限可能的时代，新技术的到来将引起医疗领域的重构，我们正处于一个新旧时代交替的入口。底层结构的创新、社会关系模式的再造，无不预示了一个充满想象的未来。医疗，将会是这个时代最富有想象空间的行业之一，而动脉网作为记录者，也会在这段波澜壮阔的进程中留下自己的印记。

动脉网 CEO

刘辉光

动脉网诞生于移动互联网快速发展的2014年，到2019年已经历了六年的时间。在这六年里，动脉网通过 2 000 多万字的文字记录，有幸见证了医疗健康领域的飞速发展。任何一个行业都有其发展规律，面对新事物的冲击、新技术的更替、政策的进退，颠覆式创新企业正在打破传统医疗的桎梏。

2018 年是医疗健康领域的变革之年，我国在该领域的改革取得了一系列的成绩。医疗服务能力得到了加强，公共卫生服务能力得到了提高，医疗机构的管理逐步规范，医疗保险服务的覆盖面得到了进一步扩大，监管机构对创新药的支持不断加码，医疗相关的创新技术层出不穷。

在政策层面，民营医疗机构的发展受到了国家政策的支持，诊所的开办和审批在进一步放开。国内监管层面加快了创新药和进口药的上市进程，为创新药审批开辟了绿色通道，缩短了创新药研发和审批的周期。PD-1 抑制剂 Opdivo、Keytruda在国内获批上市，大大加强了该类药物对中国肿瘤患者的可及性。同时，医保目录调整为国产创新药进入医保目录创造了条件。

在技术层面，医药领域的新技术、新疗法层出不穷。PD-1 抑制剂等新兴疗法的应用，基因疗法的突破，RNAi 药物、反义 RNA 药物在国外相继获批，生物技术领域使得肿瘤被攻克的可能性大大增加。"人工智能 + 医疗"产品逐渐进入成熟期，多款人工智能产品在医院的不同科室和相关应用场景落地。人工智能、智能硬件、物联网、5G 等信息化技术的发展使得医疗领域除了药物本身之外，信息化技术也能在疾病早筛、治疗和康复领域起到非常大的作用。

在支付层面，国家医疗保障局在 2018 年成立，肩负起医保基金管理、医保控费的重任。《国家基本药物目录 (2018 年版)》由原来的 520 种增加到 685 种，新增品种包括肿瘤用药 12 种、临床急需儿童用药 22 种。按照新基本药物制度，通过一致性评价的仿制药将优先纳入基本药物目录，鼓励医疗机构优先采购、使用。同时，进口肿瘤药物取消关税，国家医疗保障局将 17 种抗癌约纳入国家基本医疗保险、工伤保险和生育保险药品目录乙类范围。这些都是医保聚焦居民常见病、慢性病以及危重疾病的体现。

在资本层面，2018 年宏观经济形势有所放缓，政策和资金紧缩。资本市场更加谨慎，投资金额虽然同比有所增加，但是更趋向于稳健的中后期项目。医疗健康领域的企业融资需求旺盛，在商业模式构建上逐步成型。

变革从来都不是一蹴而就的。过去六年来，医疗领域在政策、技术等层面上的持续变化，催生了医疗健康产业的新机会，医疗健康领域的变革必将促进行业的进一步发展。动脉网蛋壳研究院从动脉网数据库中回顾了从 2014 年到 2018 年之间的投资数据，对近年来医疗健康领域变革进行了总结。在这本书里，我们尝试从过往的文字记录中，去寻找医疗领域在政策、产业和资本层面的发展，观察这六年来医疗投资市场的变化，并总结规律，寻找医疗细分领域的创业机会。

目 录

附 录

参考文献　/191

第一章
医疗投资迎来"黄金时代"

1.1 中国健康医疗行业环境

21 世纪是人类追求健康的世纪，是人人享有保健服务的新时代，是由发展经济到更加关心自己健康的新阶段。这一路走来，健康医疗经历着不同时期的持续发展与转型。

前瞻产业研究院提供的《2016—2021 年中国大健康产业市场前瞻与投资机会分析报告》显示，与美国健康产业作为国内第五大产业并占 GDP 比重 15% 的情况不同，我国大健康产业在 GDP 的占比不足 5%，未来仍有极大的追赶空间。同时，在大健康产业结构方面，我国医院医疗服务与商品占比高达 90% 以上，对比美国在医疗服务、家庭与社区保健、医疗商品、健康风险管理服务等方面实现平衡发展的情况，我国大健康产业结构未来还需要有很大改善。

2013 年 10 月 14 日，国务院《关于促进健康服务业发展的若干意见》明确了大健康领域的服务内涵和发展方向；2014 年，围绕着健康医疗服务的相关政策相继出台，我国对大健康的市场探索不断深入；2015 年，建设"健康中国"上升为国家战略。2016 年，根据党的十八届五中全会战略部署，我国制定了《"健康中国 2030"规划纲要》。

2017 年中国医疗投资市场的解读

从国内整体的私募股权基金行业来看，2016 年共有 743 只基金完成募集，2017 年共有 813 只基金完成募集，同比增长约 9.4%；2017 年披露的私募股权新募基金金额约 3 671 亿美元，同比增长约 65%；2017 年平均单笔募资金额约 4.5 亿美元，同比增长约 51%。从以上指标可以看出，国内涌入私募股权领域的资金数量和实力在不断增强，且基金的募资能力也有大幅提升。如图 1-1 所示。

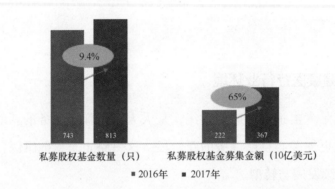

图 1-1　2016—2017 年国内整体私募股权基金及募资金额情况

再细分到医疗健康领域，2016 年完成募集的专注以及关注医疗健康领域的基金共有 83 只，2017 年完成募集的专注以及关注医疗健康领域的基金共有 91 只，同比增长约 9.6%；2017 年披露的募资金额约 290 亿美元，同比增长近 64%；2017 年平均单笔募资金额约 3.2 亿美元，同比增长近 50%。如图 1-2 所示。

其中，2017 年医疗健康领域的新基金数量占整体私募股权新基金数量的约 11%，医疗健康领域的新基金募资规模占到整体私募股权新基金募资规模的约 8%。

与美国创投市场相比，国内医疗健康领域的资金端潜力仍有较大的提升空间。随着各类"国家队"和"地方队"的入场，结合政府在医疗健康领域已实施和将要实施的各类改革措施，未来将会带动越来越多的资金进入此领域。

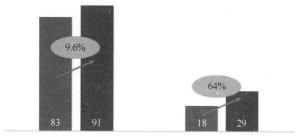

私募股权基金数量（只）　　　私募股权基金募集全额（10亿美元）
■2016年 ■2017年

图 1-2　2016—2017 年国内医疗健康领域私募股权基金数量及募资金额情况

1.2　中国 VC、PE 的黄金时代

我国私募股权投资行业萌芽于 20 世纪八九十年代，经历近 30 年发展，随着社会经济快速发展和金融体系不断完善，正在迎来黄金时代。

根据清科集团数据，2016 年前 11 月我国 VC/PE 基金募集数和募资金额均创历史新高，其中募集总额达到 11 543.54 亿元人民币，是 2015 年全年募资金额的 1.47 倍。市场投资热度继续高涨，涉及金额 6 683.37 亿元人民币，超过 2015 年全年投资总金额。从退出方式来看，2016 年前 11 月共发生 482 笔股权转让退出，占比达 31.02%；IPO 实现 492 笔退出，占比 31.66%；排名第三的是并购退出方式，共涉及 297 笔退出，占比 19.11%。

国内 VC/PE 行业正迎来最好的时代，行业发展空间非常广阔。主要有以下三个逻辑：（1）从募资端来看，中国私人财富市场持续释放可观的增长潜力和巨大的市场价值，随着市场无风险利率的下行和金融产品的丰富，高净值人士资产配置将向多元化发展，这将为行业带来持续增长的可投资资本；（2）从投资端来看，经济增长新常态下，VC/PE 对推动创业创新、打造新经济引擎、服务经济结构调整发挥重要作用，在"大众创业，万众创新"的政策东风下，好的投资项目将源源不断地涌现；（3）从退出端来看，经济增长换挡催生出多层次资本市场，将改革 VC/PE 传统退出方式，从 IPO 加速到新三板、再到区域股权交易中心，退出方式愈加丰富多彩。

在政策支持方面，（1）2016 年三季度以来 IPO 发行和审核双双提速，VC/PE 将迎来 IPO 退出高潮；（2）新三板流动性有望在 2017 年明显改善，私募做市试点开启做市新动力，新三板转板有望 2017 年落地，提升市场交易活跃性。

按业务范围的不同把 VC/PE 公司分为四种类型：（1）天使/VC 模式，代表公司梅花创投（非上市公司）/ 张江高科 / 力合股份等；（2）Pre-IPO 模式，代表公司盈科资本（目前无相应上市公司标的）；（3）上市公司 +PE 模式，代表公司硅谷天堂 / 钱江水利；（4）全产业链模式，代表公司九鼎投资 / 鲁信创投。

20 世纪八九十年代，伴随各种企业的发展，我国的 VC/PE 开始萌芽。随着证监会发布《关于上市公司股权分置改革试点有关问题的通知》，股权分置改革试点正式启动，股票全流通打通了私募股权投资的退出主渠道，本土 VC/PE 得到巨大的发展。

2007 年 6 月 1 日修订后的《中华人民共和国合伙企业法》开始实施，修订后的法案中明确了有限合伙人的法律地位、法人可以做合伙人、税收的穿透计算等问题，这为我国 VC/PE 基金筹集拓宽了渠道，避免了公司制私募股权投资基金双重纳税的问题。

2009 年 10 月 30 日，期待已久的创业板在深圳推出，大量高成长的中小企业可以在创业板上市，进一步拓宽了 VC/PE 的退出渠道。

十八届三中全会以后政策逐渐明朗，并购重组利好密集出台，再加上 IPO 堰塞湖，并购作为 VC/PE 投资的退出渠道逐步升温。

近年来，随着社会经济快速发展和金融体系不断完善，政策红利频频发力，我国 VC/PE 行业发展进入黄金时代，行业规模不断扩大，业务模式持续创新，在金融体系中扮演着越来越重要的角色。

1.3 资本助力健康：托起明日骄阳

资本的涌入会给"大健康"带来怎样的机遇呢？互联网医疗行业将会催

生何种变革？

2016 年，中国的医疗健康产业市场规模接近 3 万亿元；据《"健康中国 2020"战略规划》与《"健康中国 2030"战略规划》，健康服务业的总规模到 2020 年将达到 8 万亿元人民币，2030 年要达到 16 万亿元人民币。据统计，2016 年第一季度单是医药领域就有 23 家企业完成 IPO，超过 60% 的企业背后有 VC/PE 支持，其最高回报达 60 倍以上。[⊖]

动脉网梳理了 2015—2017 年医疗健康产业基金相关情况，试图从参与主体、投资领域、投资规模等角度解析医疗投资的逻辑与趋势。2015 年，上市公司参与医疗健康产业基金数为 51 只，2016 年为 53 只，2017 年为 55 只，如图 1-3 所示。

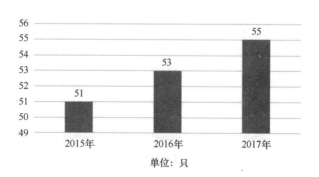

图 1-3 上市公司参与医疗健康产业基金数量

数据表明，上市公司参与医疗健康产业基金的热情是连续性的，已成为了行业"常态"。产业基金拟募资金额变化的数据，2015 年是 983.5 亿元人民币，次年为 452.4 亿元人民币，2017 年为 768.7 亿元人民币。图形呈现典型的"V"字形，如图 1-4 所示。

综合而言，上市公司在 2015—2017 年之间，发起、设立或参与了近 160 只医疗健康产业基金，拟募资金额超 2 400 亿元。

⊖ 参见《16 万亿市场，做房地产的都来了，医疗健康产业引创业者竞折腰！》，https://news.newseed.cn/p/1334103.

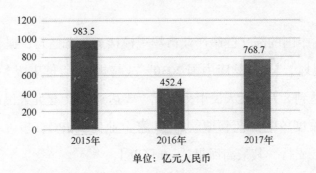

单位：亿元人民币

图 1-4　产业基金拟募资金额

对比 2015—2017 三年医疗健康基金数据，我们发现，政府引导基金或"国家队"参与医疗健康基金越来越多。在 2015 年仅有两三只基金有政府引导基金参与，到 2017 年约有十只基金与政府引导基金相关。这说明政府在转变财政投入方式，从过去的给地、给政策扩展到资金深度参与，对产业基金的认可度越来越高。政府参与产业基金能够主导基金的投向，有规划地带动区域经济发展。

对于资本而言，这是最好的时代，对于创业创新企业而言，这同样是最好的时代。产业变革需要资本助力，资本需要优质标的锚定赛道，两者互相作用，带动医疗保健产业不断向前发展。

1.3.1　资本追逐下的医疗风口

现代风险投资起源于二战之后的美国。最初硅谷地区每年的风投规模只有几百万美元，但由于回报很高，投资额逐年上升。

2000 年美国的风投规模达到 1 000 亿美元顶峰，这恰恰也是互联网泡沫破灭的一年。在过去的十多年里，美国每年风险投资的规模只有 300~500 亿美元，2016 年爬升至 700 亿美元，但再也没有突破 2000 年的记录。

据统计，2017 年中国平均每季度的中早期风险投资基金募资金额就超过了 600 亿美元，全年超过 2 400 亿美元。尽管 2017 年年底 M2 $^\ominus$ 的增幅降

　　$\ominus$　M2 为广义货币总量。

至 8.2%，但房地产市场的投资机会一去不复返，A 股波动令人生畏，沉淀的可支配资金自然地流向了深浅未知的风险投资领域。

新华网曾经报道，自 1990 年以来至 2015 年，中国经历了 55 次牛市和熊市的轮回，频率相当于标普 500 指数的 6 倍多。频繁的波动意味着高风险，再加上上市公司普遍质量堪忧，部分优质企业流失海外，投资渠道的匮乏一直困扰着国内投资人。

即便风险投资内部，聪明的资金也在从估值高地流向尚未被充分开发的行业。2017 年，国内医疗板块中生物医药和生物技术领域的优秀创业企业不断涌现，成为风险投资追捧的热点。

1.3.2 资本与行业同步分化

相比于 2016 年，2017 年中国医疗行业私募融资交易数量稳步上升。除医疗器械之外，医药与生物技术、诊断及基因测序以及医疗服务板块的单笔交易额都呈现大幅上升，在生物医药领域尤其显著，交易总额超过半壁江山。

风险投资也是一个遵循供求关系的市场。风险投资的钱多了，新的技术也不会随资本的剧增而增加，而是不该拿到投资的项目拿到了投资，估值 1 亿美元的项目被估到了 2 亿美元。但是，风险投资和 PE 投资最大的不同，也是其最大的魅力在于，它追求的是几倍甚至几十倍的回报，估值 50%~100% 的偏差问题不大，但如果看错了人，就血本无归了。

风险投资的核心能力是准确评估一项技术，并预见未来科技的发展趋势。令人鼓舞的是，国内一批领先的 VC 机构逐步建立了分工明确的专业团队，在他们的努力下也网罗了一批优秀的被投企业。拥有良好过往业绩的创业团队、独具特色的技术壁垒，让生物医药、基因技术领域的企业脱颖而出，成就了一颗颗冉冉升起的新星。

反观医疗器械中较为传统的设备和耗材领域，无论在私募或并购交易方面的单笔交易额度下降明显，缺乏核心竞争力的企业将逐渐淡出投资机构的视野，行业整合也已经进入下半场。

总体而言，人才、资金、资源都越来越向高壁垒的新兴创业公司集中，而大部分优秀企业都在国内大约 10 家领先 VC 机构的投资名录上。

1.3.3 风险与机会并存，冷暖自知

人们通常的认识是高风险、高回报，但这并不意味着两者之间是因果关系。在硅谷 48% 的风险投资基金亏损，而据丰元资本创始合伙人吴军博士估计，在中国赚钱的风险投资只有 5%。

从资金来源上讲，风险投资基金也是私募基金的一种，但因为其通常只投资给创业公司，甚至是还没有组建公司的创业项目，因而需要团队对技术和市场有敏锐的判断。而另一类 PE 基金，则主要投资相对成熟的公司，通过改善运营以及资本运作，让公司脱胎换骨并寻机退出。

在新兴的医疗领域，由于企业尚未发展到成熟阶段，其实是不适合 PE 基金的。然而，越来越多风险承受能力有限、期限较短的资金涌入风险投资阶段，不仅一定程度上推高了早期和成长期资产的估值，也因为缺乏判断能力要求被投企业接受了很多限制。比如，若几年内不能达到合格上市的条件，要支付每年 8%~12% 的利息。这样的风险投资让企业家为了中短期目标，转移不少的时间和精力，提前消耗了未来的投资回报。

对于拿谁的钱、需要怎样的资源，企业家们有了越来越多自己的思考，面对机构的投资热情也设置了越来越高的门槛。对于 PE 投资机构来说，耐心等待未来行业整合的机会，发挥自身在资源调配方面的优势，才是制胜之道。

至此，大家心中一定都在期待关于中国医疗投资存在"泡沫"与否的讨论，对此我们建议拨开迷雾，发现本质。

风险投资本就是高风险行业，即便是行业专家，成功判断技术与市场走

向，并带领被投企业上市退出的概率依然很小。如果大部分企业会遭到淘汰，关注市场平均估值水平的意义就不大。

在积极宏观环境下，各方面能力优秀的头部公司马太效应明显，成为资本和市场追逐的对象，有机会发展为平台公司，领衔未来的行业整合，过于关注估值将错失投资机会。

细分赛道中率先完成融资的企业，更有可能在后续的发展中持续领先，强者恒强；而因为种种迟疑错失融资黄金窗口期的企业，可能陷入发展困境。

医疗因其高技术、强监管的特性，已经把一部分缺乏专业判断能力的资金挡在门外；错配资金和资产风险，可能对投资人造成致命打击，伤害行业整体发展。

1.4 健康中国百年宏图

2015年10月，十八届五中全会首次提出推进健康中国建设，"健康中国"上升为国家战略。2016年10月，《"健康中国2030"规划纲要》正式颁布。深化医疗改革，是为了实现"健康中国"的目标，让人民群众获得归属感。只有迎难而上，进一步深化医药卫生体制改革，探索医改这一世界性难题的中国式解决办法，才能实现到2020年人人享有基本医疗卫生服务的目标，让群众看病更加方便。

2017年10月18日至10月24日，党的十九大在北京召开，十九大报告提出了"实施健康中国战略"号召。

第一，十九大报告提出大健康观，勾勒健康中国蓝图。十九大报告不仅再次明确了大健康观的核心要义，即"为人民群众提供全方位、全周期健康服务"，更是上升到国家战略高度。大健康观就是要加强预防，让人民群众不生病、少生病、有病能医、医病便捷乃至免费，以确保身体的健康长寿。十九大报告还进一步提升了大健康观的地位与意义，即"人民健康是民族昌盛和国家富强的重要标志"。

第二，十九大报告提出深化体制改革，确保健康中国发展。2017 年 5 月 5 日，国务院办公厅颁布了《深化医疗卫生体制改革2017年重点工作任务》。十九大报告则在此基础上提出要进一步"深化医药卫生体制改革"，其目的就是要"全面建立中国特色基本医疗卫生制度"，即构建并完善医药卫生的四大体系：公共卫生服务体系、医疗服务体系、医疗保障体系和药品供应保障体系。

第二，十九大报告要求发展健康产业，推动健康中国建设。十九大报告高度重视发展健康产业。首先提出要"坚持中西医并重，传承发展中医药事业"。高度重视养老问题，为了确保老年健康，提出了具体要求和应对措施，即"积极应对人口老龄化，构建养老、孝老、敬老政策体系和社会环境，推进医养结合，加快老龄事业和产业发展"。

第四，十九大报告强调完善健康政策，促进健康中国继续前行。十九大报告重点强调了要进一步完善的具体健康政策：一是"疾控预防为主"的政策；二是生育政策。

第五，十九大报告强调加大食品安全执法力度，为健康中国保驾护航。"国以民为本，民以食为天，食以安为先，安以质为本，质以诚为根"。这足以说明食品安全关乎健康中国的发展。

同时，十九大报告还特别提出，要"着力解决突出环境问题，加大生态建设、环境执法力度"等重要内容，并要求"必须坚持厉行法治，推进科学立法、严格执法、公正司法、全民守法"。正是这些具体措施和法治的要求，才能为健康中国的大船保驾护航，并保证它乘风破浪、快速前行。

1.5　医疗创业独角兽内功修炼

2017 年，共有六家医疗创新企业成为新晋独角兽（以下选取了三家）。它们的领域包括移动医疗、影像设备、数据分析、心血管诊断、智能健身和基因检测。在动脉网整理的信息中，可以看到成为一家新晋独角兽需要具备的一些因素。

1. Outcome Health

总部位于芝加哥的 Outcome Health 公司（前身为 Context Media）成立于 2006 年，由创始人瑞什·沙阿（Rishi Shah）和莎拉哈·阿加瓦尔（Shradha Agarwal）创建，目前正在建立世界上最大的可行性健康智能平台。

据资料显示，该公司前身 Context Media 是一家专注于生产候诊室荧幕和平板电脑的企业，其产品主要用于病人教育以及医药营销方面。在这些年的业务拓展中，Outcome Health 开始逐步从硬件向医疗健康服务方面发展。2017 年 1 月，该公司更名为 Outcome Health，企业愿景是渴望为世界上每个人创造最佳的健康结果。

Outcome Health 近两年的业务重心都放在了医疗服务提供者及健康服务提供者的信息网络搭建上面。2016 年 11 月 16 日，Outcome Health 收购了另一家同样从事诊疗期患者媒体服务的公司 Accent Health，由此成为全美最大的线上医疗决策平台，并在之后通过与不同的疾病协会及相关服务公司合作，积累了相当数量的医护使用者和专业的知识信息，为其与患者端加强互动搭建了坚实的基础。

2017 年，Outcome Health 开始对其他相关方的商业价值进行探索。2017 年 1 月 24 日，临床试验管理人峰会（Summit for Clinical Ops Executives）上，Outcome Health 宣布其开发了一种针对临床试验患者招募的解决方案，这无疑是面向生物医药公司的产品。临床试验患者不足和试前培训不够，一直是困扰生物医药公司药品研发的一大难题，Outcome Health 开始决定利用自己精准的平台及数据，为这一难题提供解决方案。

具体方案

（1）患者候诊区数字化屏幕：为病人和护理人员提供强大的"图书馆"，内含 100 多个医学协会和合作伙伴提供的 11 000 多部视频内容，提供有教育性质的健康宣传内容。

（2）检查室数字化平板电脑：数字化平板电脑可为咨询室的患者在与医生交谈时的关键时刻提供个性化信息，如一些手术信息、治疗方案和健康评估等，使患者能够更多地掌握自己的健康状况。

（3）临床研究方案：为患者在临床研究试验期间提供临床试验教育，从而提高患者对临床试验的意识和参与度。

（4）数字化解剖显示屏：数字化解剖显示屏可以为患者提供 80 多种独特的健康内容，可以为咨询者提供有效信息，从而使医生和患者能够更好地沟通疾病并进行治疗选择。通过数字解剖板，医生、患者可以通过访问一些特定的信息，如交互式解剖结构图，使患者能够更好地了解病情，从而做出更好的健康决定。

（5）患者 WiFi：通过 WiFi，"患者手机"可以通过向患者的个人设备发送一些针对性的信息，从而更好地指导他们在候诊区和咨询室做出治疗决定。

（6）输液室数字平板电脑：输液室数字平板电脑可以在患者接受输液治疗时为其提供一些支持性的体验，如一些交互式娱乐、治疗和病情信息管理等，输液室数字平板电脑可以为患者创造一个更加舒适的环境。

融资情况

该公司在 2017 年 5 月 31 日进行了首轮融资，而其首轮融资数额高达 5 亿美元，投资方包括高盛旗下的风险投资基金，谷歌的 Alphabet 旗下一只股权投资基金 Capital G 以及 Balyasny 资产管理公司旗下的一只股权投资基金，目前市场估值达到 50 亿美元。

高盛风险投资与成长基金的负责人克里斯托弗·道（Christopher Dawe）表示，Outcome Health 的相关服务能够很好地帮助医疗健康服务提供者朝价值医疗方向转型，帮助医疗决策全面升级，并且最重要的是其业务已经开始撬动需求相当庞大的基础医疗市场。

2. 上海联影医疗科技有限公司

上海联影医疗科技有限公司（以下简称"联影"）筹建于 2010 年 10 月，注册于 2011 年，总部位于上海嘉定，从事高端医疗影像设备及其相关技术研发、生产、销售，为医疗机构提供涵盖影像诊断设备、放疗设备、服务培训、医疗 IT 的医疗解决方案。

作为一家中国的医疗影像设备生产商，联影定位于自主研发生产覆盖影像诊断和治疗全过程的高端医疗产品，并提供创新的医疗信息化解决方案。

主要产品

（1）拥有高清影像质量、低剂量技术和高效工作流的计算机断层扫描仪（CT）、分子影像（MI）、磁共振（MR）、X 射线（X-ray）产品，助力医生高效、精准、轻松诊断，帮助患者提前预知病变，及时有效治疗。

（2）高端放疗（RT）设备，提供实时高清图像引导的全方位放疗技术解决方案，实现细微病变精准治疗、非病变组织低损伤，提高诊疗水平。

（3）提供创新的医疗信息化解决方案（HSW）。通过区域互联实现远程诊断、远程培训和维护，有效整合医疗资源，提高就医效率与就医质量，扩大就医范围。

（4）为了更好地服务于客户，联影开发了专门的"专家诊断支持系统""临床应用支持系统""'云'平台"。

融资情况

2017 年 9 月 15 日，联影成功完成 A 轮融资，融资金额 33.33 亿元人民币，此轮融资由中国人寿大健康基金和国投创新投资管理有限公司共同领投，中国国有资本风险投资基金、中金智德、中信证券、国开开元、招银电信等投资机构共同出资完成。投后估值 333.33 亿元人民币，据资料显示，这是目前为止，中国医疗设备行业最大单笔私募融资。

3. Heart Flow

位于美国加州红木市的 Heart Flow 公司是一家个性化医疗技术公司，成立于 2007 年，专注于心血管诊断解决方案。

该公司致力于通过提供安全有效的技术来改善心血管病患者预后，并通过临床研究进行验证。

该公司的创始人查尔斯·泰勒（Charles Taylor）博士和克里斯托弗·扎林斯（Christopher Zarins）博士毕业于斯坦福大学，该公司的 FFRCT 技术即为他们的研究成果。

该公司开发的心血管血液动力仿真辅助诊断软件，可以通过 CT 扫描采集三维的主动脉和心脏模型计算出血流储备分数（FFR），是冠心病医学诊断技术上的突破。

解决方案

Heart Flow 公司的 FFRCT 技术利用复杂的 3D 计算模型，通过 CAT 造影图像去诊断心脏病。强大的分析技术能为特定病人建立血流模型，以无创方式评估心脏病人的冠心病血管血流情况。

医生只需将标准的冠心病 CT 数据上传到 Heart flow 的云平台，经过 Heart flow 分析，利用高性能计算机产生有颜色编码的三维模型，展示冠状动脉 FFRCT 结果和解剖结果，然后医生就可以拿到分析报告。

Heart Flow 公司还采用了英伟达 GPU 支持的深度学习技术，将标准 CT 扫描与复杂的流体力学及深度学习算法有机融合，针对患者心脏生成 3D 图像，以便让医生详细查看患者的心脏堵塞症状与血液流动情况，进而做出诊断。

此技术免去了患者的创伤性检查，可以将冠状动脉疾病的检查成本从 5 000 美元大幅降低至不到 2 000 美元。该公司期望这项技术可以用来评估哪些患者需要接受侵入性的手术，而哪些患者不需要。

这种解决方案也使临床医生可以对症治疗每位患者，并有望极大地改善生命质量，而且通过此技术，60% 的患者不再需要血管造影，从而将医疗保健系统的成本降低 25%。

Heart Flow 的此项技术已经于 2011 年获得欧洲 CE 认证，2014 年获得美国 FDA 批准。

与此同时，Heart Flow 在欧洲血运重建大会（EuroPCR）上发布了 DISCOVER-FLOW 研究的结果，获得了 2011 年欧洲血运重建大会创新奖。

融资情况

该公司在 2017 年 12 月 1 日宣布获得了一笔 1.5 亿美元的 E 轮融资，融资总金额达到 3.86 亿美元，目前该公司估值已超过 10 亿美元。

2.1　生物基因

随着近年来的发展，基因组的基础研究为医疗行业带来了技术的多样化，通过基因组技术根治突变以及遗传病症，已经成为可能。基因技术的发展分为三阶段：第一阶段是基因测序，第二阶段是基因解读，第三阶段是基因编辑。

基因测序：基因测序是指通过测序设备对 DNA 分子的碱基排列顺序进行的测定，即测定和解读 DNA 分子中腺嘌呤（A）、胸腺嘧啶（T）、胞嘧啶（C）和鸟嘌呤（G）四种碱基的排列顺序，获得一个完整的基因序列的过程。

基因解读：通过将已经整理的序列与已经整合的数据库内容进行比对，寻找出该基因的功能以及该基因序列内是否有许多特异的位点，从而判断生理表征与基因位点关系的过程。

基因编辑：是一组使用生物技术直接操纵有机体基因组、用于改变细胞遗传物质的技术。包括了同一物种和跨物种的基因转移以产生改良的或新的生物体。可以通过使用分子克隆技术分离和复制需要的遗传物质以产生DNA 序列，或通过合成 DNA，然后插入宿主生物体，以此将新的遗传信息插入宿主基因组中。可以使用核酸酶除去或"敲除"基因。基因靶向技术是使用同源重组来改变内源基因的不同技术，并且可以用于缺失基因，去除外显子，添加基因或引入点突变。

2.1.1　基因测序

第一阶段的基因测序技术发展以人类基因组计划的实施为里程碑，但测序通量限制和高昂的成本一直是阻碍人们深入分析基因组的首要障碍。2005 年推出的高通量测序技术初步解决了这个问题，人类基因组测序成本迅速下降。大量测序仪器的采购、对多种动植物的测序培养了中国的测序技术人才，也加快了中国对基因信息产业的理解，为中国进入基因信息解读行业打下了基础。测序技术的提升带来成本的快速下降，大力推动了商用发展。

第二代测序技术使平均每兆数据量基因测序成本由 2001 年的 5 292 美元下降到 2015 年的 0.014 美元（近 380 000∶1）。2001 年，个人基因组测序费用约 1 亿美元，2014 年，Illumina 公司开发的测序平台 HiSeq X Ten 将人类全基因组测序成本降到了 1 000 美元以下。2017 年 1 月，Illumina 公司发布 NovaSeq 系列高通量测序平台，2018 年 1 月 9 日 JP 摩根健康大会上，全球基因检测巨头公司 Illumina 宣布推出 NovaSeq 系列测序仪，其无可比拟的通量、简洁的操作、低成本以及灵活性将基因测序成本降低至 800 美元。

NovaSep 系列在测序速度上也有所突破。HiSeqX 的全基因组测序时间为 72 小时，NovaSeq 系列则将时间缩短为 40 个小时。尽管没有真正意义上实现 100 美元测序，但 Illumina 表示这一目标将在未来几年内实现。NovaSeq 系统的推出，至少标志着基因测序百元级时代的到来。随着技术再一次升级，相信基因测序市场价格将下降到 100 美元，届时基因检测将拥有更多的用户和更广泛的应用。

基因组测序的发展面临三大挑战：

第一，需要极大的磁盘空间存储基因组大数据。

第二，需要足够快的网络传输速度促进数据共享。

第三，基因组大数据的分析和处理预计会花费数万亿个 CPU 小时。

一般而言，研究机构或医院没有足够的储存空间来储存如此巨量的数据。即便有能力储存，也不能保证收集的数据立即派上用场，这也会带来一大笔成本，超过储存数据带来的收益。

DNAnexus 就是一家专注于为用户提供 DNA 数据存储、共享、分析、管理等服务的公司。2018 年 1 月，公司结束 E 轮融资，融资金额总计 5 800万美元。DNAnexus 的云储存功能完全契合医院、研究机构的需求，它的存储中心可以低成本、高速率存储和调用数据。为了保证数据能够快速上传至云端，DNAnexus 提供多种方式上传云端数据，如可以使用命令行上传、网络平台上传、从 URL 获取，或者 DNAnexus API 直接上传。

DNAnexus 平台的 API 支持任何数据格式及基于 Linux 的软件。通过DNAnexus 平台，生物制药公司及其合作伙伴可以根据 PHI 要求安全地搜索患者健康状况和遗传学之间的关系。生物制药公司可使用 DNAnexus 与医疗健康合作伙伴进行联系，将患者表型信息和基因组信息结合起来，推动开展药物发现、挑选临床试验参与者等活动。

除了支持任何数据格式之外，该平台的 API 还支持与 LIMS、测序仪器以及三级分析和报告软件的端到端集成。DNAnexus 提供全球网络，将制药公司与医疗保健提供商、医院和临床实验室连接起来，以加速基因组学在诊所的影响。所有上传的数据均会在云端加密，整个传输过程都将被跟踪控制。DNAnexus 把数据的安全性问题看作自己的核心目标之一，在一般情况下，用户可以完全放心基因数据的安全性。

DNAnexus 的服务也可解决基因组测序面临的第三个问题。它提供1 000 个节点，可同时处理百万个对象。用户可在云端直接执行数据分析，无需下载海量数据。同时，整个使用过程也将全程进行加密处理。

DNAnexus 曾分别与斯坦福大学与贝勒医学院合作推出了一个大型项目，以展示该平台对于大规模基因数据处理的价值。在这两个项目里，DNAnexus 共处理了 17 000 个基因组，生成的基因数组超过 500TB。所生成数据可在平台上访问供后续分析与数据共享使用。

理查德·戴利（Richard Daly）任 DNAnexus CEO，他在健康管理和基因组学领域面拥有 30 年的管理经验。戴利在健康管理和健康实验领域均成立过企业，同时也是实验室基因测序和生物信息学先驱可见遗传学（Visible Genetics，纳斯达克股票代码：VGIN）公司的首席执行官。他曾获得纽约大学金融学士学位和哈佛大学工商管理硕士学位。

自 DNAnexus 成立以来，首席技术官乔治·阿西米诺斯（George Asimenos）博士一直参与设计和调试 DNAnexus 产品线，并将其交付于全球客户。他目前正在开展战略项目，探索如何使用 DNAnexus 技术超越传统基因组学界限。乔治拥有斯坦福大学计算机科学博士学位，他曾在那里参与了人类组基因测序计划。他的研究经历包括比较性宏基因组学，用于可重构硬件的硅片编译器和椭圆曲线密码分析。

安德鲁·卡罗尔（Andrew Carroll）博士在 DNAnexus 任科学副总裁。他帮助运行了最大的云基因组学项目，该项目与 CHARGE Consortium 和 Baylor 医学院共同完成，涵盖 20 000 个基因组 / 外显子组，迄今为止，进行的最大的植物基因组学项目涵盖了水稻基因组计划中的 3 000 个水稻基因组。他曾在 DNAnexus 科学团队工作，在个人和群体、基因表达分析、基因结构变异分析、基因组组装、肿瘤正常分析、计算化学和图像处理等方面开展了 SNP 和 InDel 调用的临床和研究项目。他拥有斯坦福大学博士学位，其学术工作涉及植物比较基因组学、蛋白质组学和机器学习。

DNAnexus 建立在 Microsoft Azure 和亚马逊网络服务的基础之上，并拥有可扩展的基础架构，可通过"单一平台"立即满足各类计算和数据存储需求。在 DNAnexus 进行分析计算时，所有数据和计算工具受同一系统控制，消除重复计算，可提高运算速度并降低能耗成本。

对于临床研究人员来说，DNAnexus 网络环境提供了一个人性化的操作界面。除了丰富的统计功能，DNAnexus 平台还允许医疗机构开发新的分析工具。研发者既可以使用 DNAnexus 应用程序库中已有的组件，也可以将现有的应用程序和管道移植到 DNAnexus 中。从 DNAnexus 自身业务开展情况及技术研发、投资方参与情况及基因领域发展情况看，这家未来独角兽的发展不可限量，其业务量将迎来新的爆发点。

随着基因组分析整合到临床前阶段和临床阶段，DNAnexus 将提供全球网络来帮助基因组和临床数据整合分析，加速发掘基因差异对临床结果的影响。

2.1.2 基因解读

第二阶段的基因解读，简单说就是解读人体的基因信息，可以对人体生理功能、疾病特征、疾病治疗的个性化因素进行描述。这些描述可用于天赋评测、健康呵护、疾病风险评估、疾病诊断、用药指导等。基因解读以基因测序结果作为基础信息输入，以对生命活动的理解作为核心关键技术，是健康和生活的基础信息指引。基因解读是基因检测的升级换代，与之相比，基因解读在基因信息的解读和个性化指导上更精准和超前。

随着基因数据库的不断完善，通过基因解读对病症进行筛查诊断的产业将取得卓越的进展。2018 年 3 月 28 日，鹍远基因宣布成功完成 6 000 万美元的 A+ 轮融资。本轮融资由松禾资本和景旭创投领投，先锋医疗投资、九州通医药集团、礼来亚洲基金等新老投资者跟投。

鹍远基因在中国上海和美国加州圣地亚哥设有研发和营运中心。公司专注于开发早期癌症的无创基因检测，致力于通过癌症的早期发现和精准诊断，努力为病人提供早期、精准、全面的诊疗信息，改善癌症患者的临床疗效。

鹍远基因已经开发了一系列基于游离DNA（cfDNA）分析的独有专利技术，主要产品和服务涵盖肿瘤筛查、诊断及个体化治疗等，尤其在利用高通量甲基化测序技术进行循环肿瘤DNA（ctDNA）检测和癌症早期诊断方面取得了卓越的进展。

基因解读百花齐放，解码DNA于2016年3月初完成第二轮融资，本轮融资金额为数千万元人民币，由海汇创投领投，平安创投跟投。此前，解码DNA曾获得来自平安创投的第一轮投资。本轮融资将为解码DNA的业务增长带来强劲动力，加速推进IVD试剂盒的研发及CFDA认证工作，进一步完善产品线和产业布局。

解码（上海）生物医药科技有限公司成立于2011年8月，是一家专注于分子诊断项目及健康管理的高新技术企业，旨在为医疗机构及大众提供基于分子诊断的全方位、个体化的健康管理解决方案。公司已申请30多项发明专利，软件著作权6项，商标授权10件，并获得上海高新技术企业、ISO9001认证。

2014年，解码DNA开始筹建自己的医学检验所。目前，青岛的医学检验所即将正式运行，上海的医学检验所也正在筹建过程中。此次IVD试剂盒工作的大力推进，进一步完善了解码DNA的产业布局。一方面，解码DNA的医学检验所能够为医疗机构提供基因检测服务。另一方面，获得CFDA批准的IVD试剂盒也将为医疗机构提供分子诊断产品。

2.1.3 基因编辑

假如一个人的基因能被改变，而没有或很少有副作用，那么人类未来的命运会不会有新转机？这个观点现阶段听起来很科幻。基因编辑技术便是让这个观点成为现实的钥匙。基因编辑技术指能够让人类对目标基因进行"编辑"，实现对特定DNA片段的敲除、加入等。

一家被美国FDA批准了的基因治疗公司Spark Therapeutics正在研发针

对基因治疗的药物。

延伸阅读

案例

Spark Therapeutics 是一家基因治疗公司，研发针对遗传性视网膜病变（inherited retinal diseases，IRDs）、神经退行性病变、通过改变肝脏基因有可能得到治愈的遗传性疾病等的药物，这种基因治疗通常一次性给药就可以治愈疾病。

该公司 2013 年成立，2015 年在纳斯达克上市，2017 年 12 月 19 日首款一次性基因治疗 RPE65 等位基因突变的视网膜萎缩症药物获美国 FDA 批准上市，是基因治疗领域的一个分水岭事件。

该公司最早的技术来自于费城儿童医院（Children's Hospital of Philadelphia，CHOP），科学家团队在基因治疗领域已有 20 多年的经验了，为之后腺病毒相关载体（adeno-associated viral，AAV）平台的研发，工厂的建立，AAV 在骨骼、肌肉、肝脏中的作用打下了基础。

该公司连续两年（2016 年和 2017 年）被评为麻省理工学院技术评论 50 名清单（MIT Technology Review's list 50）的前 10 名，同时被评为 2018 年彭博商业周刊最值得注意的 50 家公司（*Bloomberg Businessweek*'s "50 Companies to Watch"）之一。

遗传性视网膜疾病是一种罕见的盲病，大约由超过 220 种不同的基因引起，常见于儿童及年轻人，RPE65 等位基因突变是其中一种，患者最终都会完全失明，他们会经历夜盲、无意识的眼球震颤。疾病发展时，病人会先失去外周（peripheral）的视野，发展为中间隧道样（tunnel）视野，最终，中间的视野也全部消失，发展成完全失明。

目前，没有其他任何获批的药物针对 RPE56 突变引起的 IRD。根据 Spark Therapentics 估计的流行病数据，美国、欧洲及环太平洋地区有约

6 000 名 RPE65 突变的患者，在美国大约有 1 000~2 000 名由于 RPE65 突变致盲的患者，每年在美国新增患者数约 10~20 名。

2017 年 12 月 19 日，LUXTURNA 正式被美国 FDA 批准上市，之前获得 FDA 的认证包括优先审查（priority review）、罕见疾病药物（orphan drug designation）和突破性治疗药物（breakthrough therapy designation）。

此药之前已获得欧洲罕见疾病药物认证（orphan drug designation），这样在欧洲市场就有了十多年的独占权。在欧洲及全球除美国市场，已经颁发许可证（license）给诺华了，公司收到 1.05 亿美元首付款，6500 万美元的里程碑付款，未来还将收到约 25% 的版税费用。

Spark Therapeutics 有全球基因治疗中首个获批的药物，是领域中的先行者，在 Philadelphia 有全球最先进的 cGMP 工厂，这也是基因治疗领域首个及唯一被美国 FDA 批准的工厂。

公司关于欧洲及除美国的全球销售与诺华 Novartis（NVS）签订了协议，这对创新性科技公司来说是非常有益的合作，为未来稳定的收入及长远发展打下了基础。

2.2 移动互联网

《第三次浪潮》的作者托夫勒曾预言，信息技术对于知识浓度的要求越高，流程越复杂的行业改造的价值就越大。医疗正是这样一个典型的行业。互联网帮助医生更快、更好地工作，这样就能为患者创造更多的福利；就好像农民手里的耙，工人手里的钻一样。

移动互联网医疗是未来医疗的一个大的趋势，它能更加合理地配给医疗资源，为百姓解决看病贵、看病难等一系列问题。也为医生提供参考病例以及各种医疗知识。在当今国家推行医改的趋势下，移动互联网无疑会是一股强大的推动力。

近些年，随着移动网络、智能手机的快速发展与用户习惯的养成，移动医疗呈现"井喷"式增长。据相关数据显示，2014 年中国移动医疗市场规模约为 29.5 亿元；2015 年增长 44.7%，达到 42.7 亿元；从用户规模来看，2014 年中国移动医疗用户规模 0.72 亿人，2015 年增长到 1.38 亿人。

从价值重构方面来看，首先，移动互联网可以帮助医生实现价值的释放，移动互联网可以帮助医生更方便地学习以及获得临床参考。

总结起来，移动互联网能发挥作用的，包括以下三类场景：（1）专业学习和临床参考；（2）工作效率提升；（3）拓展服务的时空性。

目前，市面上针对医生的移动医疗 APP 可以分为五大类：医生社区类、品牌提升类、医患交流类、知识学习类和工作优化类。

医学是一个快速发展的学科，医生也是一个需要终身学习和培训的职业。移动互联网可以帮助医生利用其碎片时间。

全球第一家上市的移动医疗公司 Epocrates（2013 年被 Athena Health 收购），它通过智能手机 App 为医生提供全面的用药和临床参考，其用户覆盖了全美 80% 的临床医生。另一家公司 Skyscape 则是方便医生在手机上购买电子版的专业图书。还有知名的 Uptodate，因为其内容的全面和及时性，成为国外医生必不可少的行医伴侣。

未来，针对医师的教育和临床决策支持，在个性化方面还有很多提升的空间。比如对于职业医师考试的数千个知识点，能否快速地分析用户的薄弱点，做针对性的训练；临床上遇到不明白的问题，如何能最快速地从各类资料中找到最准确的答案；手机提供了一个很好的入口，但更大的创新在内容的积累和数据的使用上。

其次，移动互联网可以极大地提高医疗服务的效率。医疗服务因为流程复杂、质量要求高，每个病人的情况又各异，很难像流水线一样标准作业，其中的每一个环节都蕴含了提高效率的机会。

以医生收集患者信息、记录病情为例。很多医生都抱怨跟患者的沟通效率不高，患者很多问题想不起答案。如果患者能利用等候的时间提前准备好问题的答案，会大大提高医生的效率。还有很多医生都抱怨写病历费时间。其实在国外，很多医生是用语音输入、语音识别系统和听写员为其整理病历资料。再比如，美国创业公司 Augmedix 正试图用谷歌眼镜来帮助医生写病历。未来可以预见的一个场景是，戴着谷歌眼镜的医生给患者问诊、检查，眼镜记录患者信息和医患对话。当医生回到计算机前时，病历的初稿已经写好，医生只需简单地审阅即可。

还有一个例子是关于出院医嘱。在门诊和急诊，医生很多时候需要重复地为同一类患者写相同的医嘱，既耗时且患者也记不住。大医院平均五分钟的就诊时间，医生不可能很详细地给病人解释。Exit Writer 把临床常见的 3 000 多种疾病的出院医嘱做成模板，医生只需要稍稍修改就可以打印或者发送给患者，省时省力，不会遗漏，病人查询也方便。

最后，移动互联网还可以扩展医疗服务的时空性，医疗是一个非常个体、私密、专业的服务。医生和患者通过挂号建立起一种契约关系，于一个特定的时间在诊室或病房见面，一对一地解决问题。

互联网的出现拓展了相关服务的时空性：医生可以给远在千里之外的患者会诊，可以答复患者几天前提出的问题，还可以随时随地管理自己之前出院的病人。比如，协和医院神经内科的李晓光教授，就利用病历夹软件管理了自己看过的几百个"渐冻症"患者，定期收集患者的反馈信息和预后数据，为需要的患者修改治疗方案。从某种程度上，互联网可以是医生的"第三只手、第二个脑"，帮助减少医患信息不对称，让医生的知识服务得到了最大程度的发挥。

金蝶医疗总经理陈登坤认为，移动互联网医院将有如下三大趋势。

第一，移动互联网医院将逐渐变为云医院，变成远程的诊疗平台，现在只是连接传统的医疗服务，优化其线下服务流程，未来将在移动互联网上构筑患者问诊、医生诊疗的平台。

第二，移动互联网医院将变成分级诊疗平台，通过移动互联网，先是连接大型三甲医院，然后通过医联体二级医院、社区零连接之后，变成区域移动医疗服务平台。

第三，真正从医疗变成健康服务的平台。医疗不是目的，医疗只是手段，健康才是目的。今天医院是以治疗为中心，未来医院是以预防和康复为中心。

2.3 互联网 + 医疗

红杉资本中国基金合伙人陈鹏辉曾提到，医疗行业是剩下的几个较难被互联网改变的行业之一。正是因为难改变，所以还有很多不容易被挖掘的痛点或者不容易被变现的痛点。各个细分子行业都有创业的机会。

"互联网 + 医疗"一定会为行业带来积极的变化，并逐步解决传统医疗行业当前存在的问题。医疗问题的主要症结在于供需不平衡。供给侧资源不足，资源使用不均衡，资源利用效率低下，需求却在不断增长。要缓解这个问题，有如下几方面建议。

第一，要提高供给能力。增加医疗卫生人员数量，增加医疗投入。

从当前医疗现状来看，短时间内增加医疗卫生人员数量不太现实。因为医疗有其特殊性，必须要达到一定标准才能从业。从目前来看，因为执业环境差、风险高、物质激励不够，合格的医疗人才还在迅速流失。对于中国医疗环境，无疑是雪上加霜。

近年来，涌现了不少创业公司，它们面向医生群体提供服务和产品。甚至随着资本的升温，一度出现医疗 App 太多、医生不够用的情况。对这些医疗团队来说，获取了医生之后，接下来做什么，是个必须要面对的问题。

第二，要提升医疗资源效率。短期看，期待改善现有医院体系流程和效率也需要极大的耐心。

目前已有一些医疗机构开始借助互联网的力量进行服务流程的边缘性改

进。比如，现在可以通过微信或医疗 App 进行挂号，这在一定程度上做了边缘改进，而就医流程的整体体验，依然看不到任何改进的可能性，效率也依然低下。

医学是需要持续学习的领域，如果可以通过新的传播媒介、新的技术手段让医生群体快速学习，第一时间获取最新的医学知识，学到新的治疗手段，那么无疑会对行业有积极促进的作用。但这是一个渐变的过程。

第三，是要满足患者对医疗的需求。面对中国日益严重的人口老龄化问题，对医疗健康的需求将会持续增加。

现在的问题是，常见病和一些慢病的医疗需求，是否可以通过二级医院分流，减轻三甲医院的医疗压力。那么是否有可能对患者群体日益增加的需求进行引导，从而缓解医疗压力？

政府在积极推动分级诊疗政策，但只有培养患者群体对于医疗和健康具备基本的科学认知，消除不必要的误解，这一问题才有可能得到缓解。而对患者群体的认知培育，需要长期投入，现在可以借助互联网渠道，能更有效地进行信息传播，降低了用户教育的成本。

正是基于以上的需求和机会背景下，随着资本的涌入，一大批"互联网＋医疗"企业诞生，它们分布在各个领域。

互联网医疗公司分类

根据初创公司在医疗行业的服务方向不同，互联网医疗公司可分为以下五个类别。

（1）医患交易平台（healthcare cost transparency）——为医患双方提供广泛而实惠的市场交易平台。让价格透明化，促进医保计划的实施。

在此版块，海外不只有医药电商，还有类似 PokitDok 的医疗服务价格透明化交易平台。Pokitdok 是一个医疗类交易平台，为用户提供各项健康服务的透明价格，查询产品的厂家直销价。该平台还能收集对服务提供方的打分，根据得分高低，按个人临床需求确定最理想的交易对象。该公司已获得天使、A 轮共计 430 万美元的融资。

（2）面向医疗服务者的管理工具（office/patient management ）——利用软件更好地为患者服务，帮助医生 / 医院管理病人。包括电子病历、费用协议、预约挂号、院外病人监测等。

国内在这个领域的公司比较多，针对医生的医疗工具有杏树林、挂号网等，而挂号类的一些医疗工具也逐步开设了在线问诊，并向此领域延伸，如就医 160 网；还有针对医院服务的，旨在帮助医院解决一些流程问题，如康程医管、安华亿能等。

（3）医疗大数据分析（big data healthcare analytics）——根据大数据为医疗行业提供精准的行业预测和分析服务。

国外众人所知的是 23andMe，该公司针对遗传疾病、患病风险等提供基因检测服务，目前能提供 200 多项检测结果。国内类似的企业有华大基因、iDNA 网。iDNA 网于 2008 年在美国硅谷成立，而后回国发展，致力于提供个人 DNA 信息服务、个性化安全用药指导和 DNA 互联网信息服务。华大基因打造的互联网云平台 Genebook 基因谱，为用户提供全方位基因健康科普资讯、实时全景健康管理应用及个性化健康解决方案。国内企业基本只在基因诊疗领域有一些涉足，而其他方面的医疗数据整合挖掘能力较弱。

（4）量化自我（quantified self）——应用传感器和数据分析追踪个人健康，向用户传达包括卡路里热量、计步、睡眠追踪等数字化信息。

国外有 Jowbone、Fitbit 等，国内在此领域做得风生水起的有咕咚、Bong、FitRoot、TONY 跑步表，通过硬件内置传感器记录用户完整的一天，然后结合 App 推送信息。还有一类是专注单病管理的（糖尿病、肝病、肿瘤），像微糖、抗癌卫士等，这个领域在近五年的融资中也成为较火热的领域。

（5）在线问诊（real-time healthcare）——提供平台和技术，方便获得授权的卫生从业者为患者服务。

移动医患交流平台"春雨医生"是这方面的佼佼者。在 2017 年，春雨医生问诊用户覆盖全球 130 多个国家和地区，平台活跃医生数达到 13 万人。

2.4　大数据与医疗

在过去的几十年中，大数据已经深深地影响了每一家企业，包括医疗保健行业。如今大量的数据可以让医疗保健更加高效、更加个性化。大数据的有效利用，可以为医疗保健行业增值 3 亿美元。

首先，大数据可以有预测医学上的传染性疾病的能力。大数据的应用增强了预测流行病（分析大数据来预测流行性疾病的算法可以达到 70%~90% 的准确性）、治疗疾病、提高生活品质、更早地发出警告信号的能力。

其次，通过大数据能够更加完整地了解患者的健康史。大数据能提高人们对公共卫生、个人卫生的全面认识。

最后，大数据让其他医疗数据可以给医生实时共享。如今海量的可利用的数据可以帮助研究者更加准确以及有选择性地选择试验主题。大型制药公司如今也共享数据。数据分享为医学突破打开了一扇门。

除此之外，大数据让医药能够基于个人基因来定制。将一个人的基因结构和生活习性与其他人的数据进行比较，能够让医生预测健康问题，从而做出最好的决策。

医院正在引入大数据，而且大数据改变了他们的工作方式。数据分析有利于预测再入院率，这让医院能够对资源更加有效地规划和使用。

在 2013 年全球最具影响力的大数据企业排行榜中，惠普以 2012 年大数据营收总值 6.64 亿美元的成绩名列第二。下面就来看看惠普数据平台的主要内容，以及惠普大数据的应用实例。

延伸阅读

案例

2015 年 11 月，由现任惠普总裁梅格·惠特曼（Meg Whitman）带领的 Hewlett Packard Enterprise 开始在纽交所进行交易。Hewlett Packard Enterprise 将专注于企业级的 IT 解决方案、基础设施以及软件和云服务。其中 Haven 大数据平台的创建是该公司的重中之重。

惠普 Haven 是业界首个全面、可扩展的开放式安全大数据分析平台。利用它，企业家可以即时按需获取切实可行的见解，促进业务成效，获得竞争优势；医师可以获得对病症全面且客观的描述，提高诊疗水平，减少医疗花费。

惠普 Haven 大数据平台的医疗保健分析可以解决大数据在医疗行业中的挑战与难题，它是一个模块化的灵活的解决方案。它把数据孤岛连接起来，巧妙地把结构化数据（如调度数据、计费代码等）和非结构化数据（如临床叙述等）利用起来。它能读取所有类型的信息，不论什么位置、格式、语言。根据这种功能，临床医生可以了解各类信息，得出可用于提高护理质量和运营效率的可操作性见解，同时降低医疗成本。

Haven 大数据平台包括企业大数据、大数据云、Haven Hadoop 、Haven 预测分析等内容。其中，企业大数据是内部部署的大数据解决方案，主要面向的是结构化和非结构化的数据；大数据云可快速提供数据驱动型见解分析，并充分利用 API 创建新一代的应用和服务，是一套云服务套件；Haven Hadoop 可访问和研究业界最常用的 Hadoop 发行版中的海量数据；Haven 预测分析能够加速实行大规模机器学习和高级分析。

以下为常见的具有高潜力、高回报的解决方案示例。

1. 搜索

大量的临床记录涉及各种各样的医疗设备和专业知识。由于信息具有多样性，所以医生在查找特定的临床数据时，无论是在一个病人的病历中查找还是在数千人的病历中查找，都要花大量的时间来搜索。因为很多记录是由临床叙述组成的，是非结构化的，每个病人和临床医生的叙述与记录风格都不一样，所以这些叙述都是带有个人风格和术语的自由文本。这种信息的多样性阻碍了搜索进度，耗时费力。

惠普Haven大数据平台利用分类法来查询信息，使搜索更为便捷有效。在对医疗信息、临床、商业智能、研究活动等相关数据的提取上，平台用成熟的概率模型来自动识别临床概念，并根据搜索内容，突出显示与之相关的搜索结果。因此，惠普Haven大数据平台可以帮助减少手动和容易出错的步骤，进而减少管理开销，缩短收集信息的时间。

2. 报告

医疗服务提供者以定期收集关键绩效指标作为参考，评价近期的运营效果。但这些数据指标在很大程度上仅能用于符合商业处理标准的结构化交易数据。这意味着，非标准报告通常需要在信息服务的协助下，执行分批处理查询。

从整个组织和自动化报告到有效提供全面的智能服务，惠普Haven大数据平台的医疗保健分析实现了编码和自由文本数据的集成。交互式用户界面可提供直观的报告和可视化的临床数据，而惠普大数据平台的自助服务分析模型，使用户可以方便地利用这个优势。相关的分析结果也可以迅速追踪到支持的数据，以获得更为准确的报告。

3. 寻找差异

财政补偿和临床报告几乎完全基于结构化数据，但这些结构化数据不可能完全准确。编码过度或不足都会产生偏差。所以，找到诊断/程序代码和临床文档之间的差异是非常关键的，但想找到其中的差异又是一件困难重重的事情。

惠普解决了这个问题，运用Haven大数据平台的医疗保健分析，用户就能找到故障分析编码和临床文档之间的差异。原因在于，Haven 大数据平台通过寻找过程自动化和去除结构数据和非结构数据之间的边界等方式，简化了流程步骤，增强了寻找的有效性。

4. 流程优化

当今社会，人们都想花最少的钱，获得最好的治疗效果。医疗服务提供商正在寻找各种方法来提高效率和对病人的护理质量，如减少运营浪费、通过主动管理 IT 系统来获得最佳性能等。

惠普 Haven 大数据平台可与现有的一些医疗保健系统相结合，比如 Cerner 公司的系统，加快对大量系统性能数据的分析。Cerner 公司的 RTMS（响应时间测量系统）定时器就能检测特定的应用功能需要多长时间，如添加或加速患者信息的传输、输入药物或医疗程序的指令等。此外，Cerner 公司的分析系统具有数据警报功能和主动监测功能，可以尽量减少系统性能降低的风险。

惠普 Haven 大数据平台的医疗保健分析具有模块化特性，所以该平台数据分析也可以拓展运用于其他案例，如调查合并症模式、关系发现、先进的居民健康管理队列分析等。

在现代医疗方面，大数据被越来越多的企业，视为未来的出路。

2.5 区块链 + 医疗

区块链的实质是去中心化（弱中心化）的数据库，这个数据库具有可追溯、不可篡改等特点。区块链的概念并不复杂，它主要由三部分构成：分布广泛的网络、有效准入身份的共享账户以及数字交易。

区块链能为大家热捧的最关键的四个基本技术特点：第一是链式结构能保证数据不可更改；第二是分布式存储，通过账本分散的方式，存储到个人的计算机上，每个人可以去验证，让黑客更改账本的可能性进一步降低。第三是非对称加密算法，该算法不是对数据进行加密，而是对身份进行验证；第四是智能合约，从以太坊开始就把脚本技术加入区块链技术里面。

在医疗方面，区块链最主要的应用是对医疗数据的保存，使用区块链技术，能够很好地解决医疗机构互联互通和信息存储安全的问题。

动脉网针对企业在医疗领域的区块链应用方式和生态模式进行了分析，总结出了以下几个主要的区块链和医疗结合的具体方式。

2.5.1　医疗健康数据

医疗健康数据分为两种，一种是严肃医疗中的电子病历、疾病数据；一种是通过智能设备收集的健康数据。两种数据在保密性和使用方式上有一定的区别，对应的区块链落地模式也有所不同。

传统的中心式存储设施是保存和处理医疗健康数据的最佳办法。虽然它有许多优点，但也有缺点。中心式存储容易遭受数据丢失、更改和攻击。而区块链的公钥/私钥访问方式、分布式数据存储为医疗保健信息的安全建立了一个新的范本。传统中心式架构的存在，也导致当今在医疗保健领域普遍存在的信息孤岛出现。只有在区块链的帮助下，这个信息孤岛才有可能被打破。区块链技术的核心是去中心化的架构，而医疗行业目前却是中心化的体制，因此两者必然会存在冲突。

如果现在可以用区块链技术来保存健康病历、检验数据，就有了个人医疗记录的历史数据库。区块链应用允许个人与患者自己掌握自己的信息。医生判断、影像、心电图、睡眠模式、血糖等检测数据都能够被调查到，然后记录到区块链上。不管是看病，还是对自己的健康做规划，都有历史数据可供使用，而这个数据真正的掌握者是患者本人，而不是某家医院或第三方机构。

在健康数据领域，随着生活水平的提高，慢性病患者的增加，用户对健康管理的需求更加强烈。通过良好的健康管理，可以实现疾病的提前预防工作。而健康管理的过程是在院外环境进行，数据的收集、生命体征的监测需要依靠各种智能硬件。健康管理围绕用户在居家、办公环境中运行，通过收集用户的可穿戴设备或其他家用检测设备的监测数据进行健康状况的评估，并进行行为指导。个人健康数据的隐私性和中心化程度没有医疗数据高，所以比较容易上链存储。

2.5.2 基因组数据

基因组数据是医疗领域中一个数据量极其庞大的领域，目前都存储于第三方机构。基因组数据对个人疾病预防、遗传病和健康状况有着很好的指导作用，相当有价值。通过区块链管理基因数据，可以为基因数据的贡献者管理他们的基因组数据提供便利。

用户拥有他们的基因组数据的访问权控制，以及分享或出售这些数据的权利。制药企业、医院、研究机构在用户授权的情况下，可以从区块链上获取用户的基因组数据，而用户可获得预防疾病、身体健康状况、个性化用药和健康生活方式等信息指导。

1. 在医疗保险领域

患者、医疗机构、保险提供商之间组成了三角关系。每一个交互中，都存在效率低下和服务复杂的问题。多层级的保险中介增加了无效成本，落后的信息化系统需要高昂的人力、管理成本。

目前小额医疗保险理赔通常是投保人先向医院支付医疗费用，然后再从医院获得相关费用文件。之后投保人用这些文件向保险公司理赔，获得理赔金。

区块链技术把有关数据记录分布式存储在区块链上，实现了保险数据保全，数据不可篡改，避免合同争议。即使投保人没有要求支付，该流程也会继续。因为医院医疗费用支付详情和保险合同都是自动验证的，所以赔款的支付也是如此。

保险公司和医院之间搭建的区块链平台将提高该流程效率，降低支付耗时。医院职员可以通过与保险公司共享的账本核对投保人保险信息。保险公司接收医院自动发送的相关文件，并向投保人支付赔偿。整个保险领域都适合使用区块链技术，医疗保险则是其中应用场景最多、最丰富和最复杂的保险类别。

2. 医务人员认证

在全球范围内，世界正面临着合格医疗从业人员短缺的情况。一般情况下，医务工作者的身份是一个复杂的数据点组合，它包括了医学教育背景、国家认证的医疗人员从业证书等多个信息。

医务人员的身份和证书的可靠性是确保患者安全和高质量护理的首要因素。但是对医务人员身份和证书的验证牵涉到太多利益相关者，费时又费钱，会给本就已经不堪重负的医疗系统带来成本压力。

3. 药品防伪

消费者在购买药品的时候通过个人数据的分享上传，将购买过程透明化，与区块链相互对照来确保药品的合法性，同时满足监管需求。

利用区块链技术可以记录药品的所有物流相关信息、渠道流通情况，并不能被篡改，可以堵住供应链的漏洞，解决长期以来让人备受困扰的假药问题。另外，如果货物运输中断或丢失，存储在账本中的数据也为各方提供了一种快速的方式进行追踪，并确定谁最后处理了货物。

4. 医疗供应链金融

在供应链金融领域，区块链有其用武之地，而医疗供应链也在"区块链+"时代获得新的发展。对于医院而言，最主要的支出就是采购，包括采购医疗设备和药品。而围绕着这两种产品，产生了两种不同类型的金融模式（融资租赁和供应链金融）。供应链金融主要是围绕药品流通环节产生的。

区块链在应收账款可信交易与管理、交易的全程追溯、跨机构的互通互利方面进行监管。同时，落地场景也可以向设备融资租赁、供应链保理和药品溯源等方向展开。

5. 临床试验

2016年,《卫生经济研究杂志》的一篇文章报道说,制药公司花了10多年时间,花费了26亿美元才让一款药物上市。可见,药物研发所需的成本、精力和时间太过庞大。这些成本中的大部分是由于过度复杂的多机构行政和临床试验管理问题所造成的。利用区块链可以管理来源于多个试验场所、多个试验患者的实验结果数据进行评审及管理,降低多中心试验时的试验成本。

6. 手术记录

手术过程的病历记录非常重要,但是在一些医疗事故中,可能会出现手术记录被篡改的现象,包括一些民事领域也时常出现举证定责难的情况。而区块链技术则可以记载完整的手术记录,不可修改的属性可以帮助医疗机构在出现医疗事故之后,通过记录来认定具体责任人。

在调查了"区块链+医疗"企业的行业背景后,依据主题类型,分成了如下几个领域。

(1)区块链技术开发企业:区块链科技公司基于IT技术开发、云服务等能力,推出区块链相关服务(blockchain-as-a-service, BaaS),面向包含医疗机构在内的企业客户。

(2)医疗信息化企业:原本医疗信息领域的IT技术参与者,开始发展和区块链技术相关的开发服务,为客户提供更多的区块链技术布局。

(3)医疗区块链企业:医疗区块链领域的初创公司,行业局限于医疗领域,针对区块链做专职开发。

(4)保险:医疗保险服务提供商。

(5)区块链基因组学:基因领域使用区块链技术的企业。

(6)医疗机构:医疗机构开发和应用区块链技术,优化传统业务IT流程,改造IT系统,优化医疗业务。

(7)通信:通信行业的企业。

如图 2-1 所示，在这些医疗区块链企业中，数量最多的是区块链技术开发企业（21 家），其次是医疗信息化企业（17 家），排名第三的是医疗区块链企业（9 家）。医疗保险区块链企业是区块链技术在医疗场景中落地最快的方式，而区块链基因组学企业主要分布在海外。

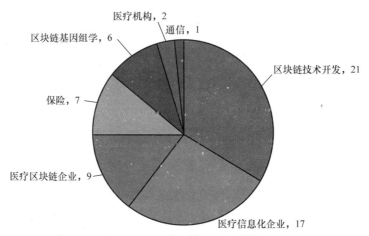

图 2-1　医疗区块链企业背景

如图 2-2 所示，在医疗行业中，区块链技术应用得最多的是医疗健康数据的分布式账本记录，有 41 家企业涉及。因为电子病历是目前看来该领域痛点最显著的，也是市场最大的一个医疗信息化细分领域，变现比较容易。和"人工智能＋医疗"的企业落地场景分析类似，医疗影像是"人工智能＋医疗"的红海，而医疗健康数据就是"区块链＋医疗"的红海。

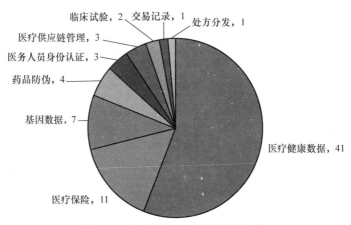

图 2-2　"区块链＋医疗"落地场景

2.6 人工智能与医疗

人工智能作为计算机科学的一个分支，通过了解智能的实质，生产出与人类智能相似的智能机器人、语言和图像识别系统等。

毫无疑问，人工智能已经迅速走进人们的视野。在国家公布的《"十三五"国家科技创新规划》中，人工智能成为一大重点，其中明确指出，发展自然人机交互技术重点是智能感知与认知、虚实融合与自然交互、语义理解和智慧决策；在基于大数据分析的类人智能方向取得重要突破，实现类人视觉、类人听觉、类人语言和类人思维，支撑智能产业的发展，并在教育、办公、医疗等关键行业形成示范应用。

资本方面，随着谷歌、IBM、微软、百度、阿里巴巴等国内外IT巨头在人工智能领域不断加大投入，人工智能已经站在产业快速发展的风口上。

2015年，我国投资人工智能的机构数量已经高达48家，同比增长71.4%，投资额为14.23亿元，同比增长75.7%。在不包括硬件产品销售收入（如机器人、无人机、智能家居等销售）、信息搜索、资讯分发、精准广告推送等的情况下，预计到2020年，人工智能市场规模将接近百亿。[○]

人工智能作为一种底层技术，分布于医疗各细分领域。人工智能医疗企业从2016年开始崭露头角，2017年进入黄金发展期，2018年进入收获期。医学影像是发展最快，也是最早实现商业化的人工智能细分赛道。

人工智能技术的发展，得益于深度学习技术和医疗大数据领域的突破。深度学习技术让机器拥有了学习能力，医疗大数据让机器有学习的范本和参考资料。医疗人工智能从技术初创阶段就开始展现出惊人的学习能力和工作效率，帮助医生解决临床问题。

人工智能在医生工具、医学影像、药物研发、寻医问诊等各个领域都有分布，我们从底层技术上对企业进行标记后统计。人工智能医疗企业的商业化布局始于2014年。蛋壳研究院曾经统计过2011年到2016年全球人

○ 《预测2020年人工智能市场规模将接近百亿》，http://www.199it.com/archives/496076.html.

工智能医疗企业的投融资金额，全球人工智能医疗企业的融资金额从2013年的3 100万美元暴涨到2.45亿美元，而当时国内的人工智能医疗企业在2014年仅有四次融资事件。

2014年的医疗人工智能技术大多数还在实验室的验证阶段，通过和医院的合作，获取用户的电子病历、诊断影像、处方、基因组资料、保险记录，可以辅助医生进行疾病诊断和治疗。在2015年、2016年之后，人工智能的应用场景在扩大，受到的质疑也在实践中逐渐减少。早期虽然中国的人工智能技术要落后于美国，应用场景也在学习美国的先进经验。但是，近两年的发展可以说是实现了弯道超车，国内人工智能领域2017年完成47次融资，2018年完成45次融资，落地医院遍布全国，很快从初生走向成熟。

国务院也在2017年发布《新一代人工智能发展规划》，从国家层面推动人工智能产业在各行各业的发展，建设布局人工智能创新平台，强化对人工智能研发应用的基础支撑。人工智能技术在医疗领域的应用发展较快，以医学影像、辅助诊疗和疾病预测为主的医疗人工智能产品大量涌现，为医疗器械质量评价和监管提出了新的要求和挑战。

2018年8月1日起，我国新版《医疗器械分类目录》正式生效，把医用软件按二类、三类医疗器械进行划分并设置审批通道。为应对这一政策，我国大部分企业采取增删诊断功能的办法，将产品同时申报二、三类器械，目前多家企业已经率先获得了二类证书。希氏异构、雅森科技、汇医慧影、图玛深维、推想、深睿、Airdoc、依图医疗、上工医信等知名人工智能企业也都在积极进行三类医疗器械的申报。依图医疗表示，他们的全产品矩阵都在做三类认证，Airdoc送检了中国第一台装载待检人工智能的服务器。

现在市面上比较常见并且高效运转的医疗人工智能，主要是自然语言处理类辅助诊断系统和医学影像识别类辅助诊断系统。

基层医疗就是人工智能诊疗辅助诊断系统的一个绝佳落地领域。国家正在提倡分级诊疗，而基层首诊是分级诊疗制度的重要基础，分级诊疗需要基层医疗机构做好"守门人"和"健康管理者"，基层强大起来之时，就是分级诊疗制度真正普遍施行之日。

人工智能具有模拟医生的诊治思维和推理过程的能力，并且在记忆力、运算速度和精度上都可以优于人类。基于人工智能开发的智能诊疗系统能为医生提供实效、实时的决策支持，可以提高广大经验不足的医疗工作者的工作能力，特别是对于基层医生来说，辅助其进行临床的诊断和治疗，才能真正起到"记忆延伸"和"医生助手"的作用。

人类智能＋人工智能＝人机结合的新高度。弱人工智能阶段，人与计算机各有优势，因此，现阶段智能诊疗发展的最佳模式应当是人机结合。如果结合人类智能和智能诊疗系统，可以高效地处理海量医疗数据，迅速找到一些特征和规律，从而可以获得更为满意的诊治结果。

即便产生了较好的自动诊疗程序，仍然需要在医生的监督下工作，因为对于不断产生的新问题以及医者与患者间的相互作用等，需在医生主持下研究和解决。医生更重要的价值在于对诊断结果的解释、说明和信用背书，智能诊疗系统则为基层医生的诊疗工作提供适时指导和帮助。让智能诊疗系统取代医生进行独立诊疗，从目前来看，是不符合医疗伦理的，但是让智能诊疗系统辅助、指导医生进行诊疗，无疑会大大提高基层医生的诊疗能力、效率，达到全科医生水平，从而降低误诊率、漏诊率。智能诊疗系统是一项降本增效的工具。智能诊疗系统，赋能于基层医疗，让基层医生有"专家级看病的本事"，让所有人都可以享受到顶级的医疗服务，让患者重新回到基层就医。

在医学影像方面，通过人工智能对影像进行分析，借助图像识别技术，医生可以更高效地做出专业判断，降低误诊的概率，同时患者能够更快速、更精准地获得医疗服务，而医疗机构也可节省成本，长期下来，还可以形成自己的多元数据库。

3.1 涌入医疗行业的风投机构

3.1.1 全球巨型 PE

1. ARCH Venture

自 1986 年从芝加哥大学分拆后，ARCH Venture 专注生命科学领域投资已 30 年有余。他们用几乎"有点疯狂"的投资逻辑在医疗领域投下上亿美元的资金，单笔投资额度在 5 万美元到 1.5 亿美元之间。

动脉网搜集整理了 ARCH Venture 自 1995 年以来的 261 次投资行为，并从中挑选出了发生在医疗领域的 174 次交易，希望从中一窥这家顶级投资机构的投资策略。

2000 年之前，这家机构投资的项目主要以互联网、软件企业为代表。随后，他们开始专注生命科学和能源领域的投资。随着时间的推移，他们在医疗领域的投资力度越来越大。在 261 次投资行为中，有 174 次发生在医疗领域。

ARCH Venture 在医疗领域的投资活动有两次高峰，一次是 2007 年，另一次则是在 2015 年后，活动指数连续四年增加。

在 ARCH Venture 这几年的投资标的中，生物制药企业占了绝大多数。在投资的总计 91 个项目中，有 68 个项目是生物技术企业。他们领投的 22 个医疗项目中，18 个与生物技术相关。

当然，这些项目也做出了非常不错的成绩。在成功 IPO 的 26 个项目中，有 22 个来自生物医疗领域。其中，CAR-T 治疗研究领先企业 JUNO 制药从成立到上市只用了 14 个月，最终更是以 90 亿美元的价格被新基药业收购；Receptos 同样在上市之后被新基药业收购，收购价格为 72 亿美元，此前，这家公司还收到过来自阿斯利康、吉利德和梯瓦抛来的橄榄枝。

2007 年到 2018 年间是 ARCH Venture 投资生物医药企业的高峰期，其中，2011 年左右投资的项目经过几年的发展多数已经 IPO，而 2016 年后投资的项目，多数也已在创业后期，并且成为业内领先甚至享誉全球的企业。

2. 红杉资本

红杉资本于 1972 年在美国硅谷成立。在成立之后的 30 多年之中，红杉投资了苹果、谷歌、思科、甲骨文、雅虎和领英等众多创新型的公司。在中国，红杉资本中国团队目前管理约 20 亿美元的海外基金和近 40 亿元人民币的国内基金，用于投资中国的高成长企业。红杉中国的合伙人及投资团队兼备国际经济发展视野和本土创业企业经验，红杉资本中国基金从 2005 年 9 月成立至今，在科技、消费服务业、医疗健康和新能源以及清洁技术等领域投资了众多具有代表意义的高成长公司。

3.1.2 本土风投

1. 君联资本

2001 年，联想控股总裁柳传志决定组建一支队伍，由朱立南率领进入投资领域，并将联想控股的 3 500 万美元作为第一期基金，由此联想投资于 2001 年 4 月诞生。联想投资是联想控股旗下独立的专业风险投资公司。2012 年 2 月，联想投资更名为君联资本。

君联资本专注医疗投资近十年，已经成为中国医疗健康领域最为顶尖的 VC 之一。

君联资本总经理欧阳翔宇认为，下一个 BAT 就在医疗健康领域。到 2016 年 1 月，君联资本在医疗领域已累计投资 40 多家企业，覆盖医药、器械、诊断、服务等领域，如专注单抗药研发的信达生物，基因诊断领先企业贝瑞和康，金域检验，民营专科医院武汉亚心医院，成功在中小板上市的一心堂等。

2018 年 6 月 3 日，君联资本与欢乐口腔医疗集团正式签署了投资合作协议，融资金额为 4.5 亿元人民币。

多年来，欢乐口腔依托北大口腔医生创业团队的技术优势，坚持预防为先的理念，总结出"三个病、两项技术"，形成了一套诊断快、痛苦小、疗效好的口腔预防治疗技术体系。

君联资本公司执行董事汪剑飞表示："随着口腔医疗技术进步和口腔服务需求细分，口腔服务市场将迎来新的机遇，实现快速发展。欢乐口腔创始人团队对口腔医疗技术发展趋势、口腔行业运营管理以及培训等有深刻的认识和较为成功的实践，君联资本很高兴能与欢乐口腔一道，共同为大众提供有温情的、专业的口腔健康服务。"

但欧阳翔宇表示，君联资本在医疗行业的发展才刚刚开始，未来的机会和空间无比广阔。

2. 经纬中国

经纬中国成立于 2008 年，专注早中期投资，着眼扎根中国市场的创业公司。经纬目前管理 4 只美元基金和 6 只人民币基金，总值超过 210 亿元人民币，投资投后团队超 100 人。在医疗健康领域，经纬中国的投资布局早已开始。

实体医疗方面，经纬中国累计投资约 15 家企业，主要集中在医疗器械、POCT 等领域，如康辉医疗、瑞奇外科、星童医疗等。

互联网医疗方面，经纬中国正在加快布局，至 2016 年 3 月，累计已投资约 20 家企业，分布在多个细分垂直领域并覆盖 B、C 两端，如新氧、美柚、V 大夫、掌上糖医、药品终端网等。

3.1.3 新兴风投

1. 复星同浩

2016 年，复星同浩的投资方向：第一个方向是新技术；包括基因检测、诊断技术、新型医疗器械、材料和新的药物研发平台。第二个方向是大数据和人工智能；复星现在是达芬奇手术机器人的全国代理。第三个方向是医疗服务。

2017 年，复星同浩的重点投资方向有四个。第一个方向是医疗服务；现在中国医疗服务的市场机会非常大，它的市场规模已经达到了 8 万亿元人民币。复星同浩特别看好在一些细分的医疗服务行业进行创新的公司，比如中医、心理健康、护理等。第二个方向是专科医院，因为它的规模、优势、细分会更精准。第三个方向是基础诊疗和分级诊疗，由于基层医疗质量的问题，会产生一系列的创业机会，包括一些诊所品牌。第四个方向是新技术、医疗器械，像德康医疗的血糖检测仪，解决的是医疗问题，是一种很重要的消费场景的转变，这是复星特别看好的一个方向。可穿戴设备目前能看到的有价值、能解决医疗问题的不太多，但这是未来的一个趋势。

2. 普华医疗基金

2016 年，普华医疗基金的投资方向有四个。第一个方向是大数据、人工智能、机器人、肿瘤的沃森系统应用、智能硬件。第二个方向是精准医疗方面，包括上游的合成、捕获技术，下游的生物信息云平台。第三个方向是先进器械，医疗器械过去一直是普华资本的投资重点，包括外科、心血管领域的器械。新的普华医疗基金注重两个方面，一个是比较前沿的新技术，另外一个是内窥镜高质耗材和设备方面领先的企业。最后一个方向是医疗服务，普华医疗在肾科（透析）、眼科等领域布置了一批垂直的、线上线下能够结合的企业，同时非常注重它们背后的医生资源。

2017 年普华医疗押宝人工智能。大数据方面，普华医疗一直想有所布局，但目前这个领域需要寻找更好的标的。精准医疗，毫无疑问也是其关注的重点。先进器械包括新药方面有很多机会，相对来讲，先进器械还是会持续不断有一些好的标的。

普华医疗认为投资机构大可以随机应变一些，投资都是波段性的，今年好的东西明年不一定好，所以普华医疗希望在这个过程中始终把握到头部的一些机会和资源。

3. 德同资本

从德同资本的投资方向来说，他们在医药、器械、医疗服务、精准医疗领域，以及与上市公司合作的并购，甚至包括中药颗粒等方面，都有投资。

在医疗器械方面，德同资本看好心血管领域，这个方向未来会有很大的发展。另外，他们进行了康复机器人的投资，在医疗服务领域投资了三级的民营医院，还投资了一家将互联网和保险结合的大数据公司。精准医疗方向，他们投资了一家 DNA 检测公司。在 CTC 方面，他们现在也在关注，希望找到一些好的、团队比较强或者技术比较领先的投资标的。

3.1.4 专业医疗风投

1. Rock Health

Rock Health 成立于 2010 年，是一家致力于互联网医疗的种子基金。在成立初期的四年中，Rock Health 已经为超过 80 家医疗高科技初创企业提供了支持，包括 Omada Health、Doctor on Demand 和 Augmedix 等。

Rock Health 最初是一个以五个月为一个周期的孵化器项目，后来他们注意到，自己与那些已经从孵化器项目"毕业"的企业的关系变得有些微妙，于是就对他们的投资组合创业者展开了调查，针对如何把价值最大化、怎样决定最好的前进道路等问题。调查后的结果就是，他们决定创建一个风险基金。

Rock health 的一个显著特征是紧盯他们最初的市场，然后慢慢地开发和拓展。

至 2015 年 9 月止，Rock Health 已经筹集了超过 4.4 亿美元的风险投资，其中七个项目已经成功退出（包括被谷歌收购的 Lift Labs）。考虑到其中一些投资组合公司正在调整，预估会有更多公司成功退出（包括 IPO 在内）。

2. Flare Capital Partners

Flare Capital Partners 是 2001 年成立于美国波士顿的风险投资机构，曾用名 Foundation Medical Partners。它只关注医疗领域，且投资标的大部分是早期的初创企业。

相比红杉资本、凯鹏华盈等业界巨擘，Flare Capital Partners 的规模始终不大。然而即便如此，它十余年来在医疗投资领域的丰硕战果，已经足以让它配上"全球一线 VC"的美誉。

动脉网蛋壳研究院从公开渠道收集了 Flare Capital Partners 从成立以来的 55 笔投资信息，并对其投资的所有公司进行了梳理，总结出 Flare Capital Partners 的投资可以分为两个阶段：2013 年前主要投资医疗器械生产商和制药公司；2013 年后渐渐将注意力转移到医疗信息化等数字医疗企业。

3.2　资本助力推动医疗产业的发展

随着技术的发展，涉及医疗服务的领域已经非常广，生物、IT、化工、金融等专业都已经成为医疗技术、医疗行业变革的重要环节，我们更需要从资本、产业、技术的变化中去窥察医疗行业 2014 年到 2018 年的变化。

2018 年，行业最大的感受是资本市场的寒冷，特别是在 2018 年 12 月的初冬。这让人很容易回忆起 2016 年的那场资本寒冬。

"不一样，2016 年的资本市场和 2018 年大不一样。2016 年，初创企业发现融资困难，但是实际上只是投资机构在选择企业的时候相比 2015 年更加谨慎，很多被证伪的商业模式不再受市场关注。而 2018 年你会发现，投资机构也没钱了。很多机构原本可以两周之内募完一期基金，现在三个月了还没有结束。"这是一位金融从业人员向蛋壳研究院描述的 2018 年的行业情况，也是 2018 年金融市场的真实写照。

资本是推动医疗产业往前发展的重要推手，而全球金融市场的变化对资本造成的影响，以及资本对医疗企业发展造成的影响都在加剧。出口回暖是 2017 年中国经济发展的主要原因之一，但是作为全球最大的贸易国之一，中国经济受到全球环境的很大影响。中美贸易摩擦加速了中国股市的下跌，也进一步影响了 VC/PE 市场和初创企业的命运。

上证 A 股从 2018 年初的 3 314 点，短暂上涨后一路走低，最大跌幅接近 1 000 点，到 11 月 30 日的 2 588 点，上证指数下跌超过 20%，成为全球表现最差的股市之一。A 股市场的表现让不少机构投资者在股市中套牢，其中就不乏创投基金的 LP。股价持续走低，作为 LP 组成的另外一个重要角色，上市公司也需要现金应对股票质押爆雷的风险，创投基金的资金流动性进一步缺乏。同时，中美贸易摩擦的产生，也让部分美元基金的 LP 萌生退意。所以，整个大的金融环境变化，让创投机构握紧手中的钱袋，谨慎选择投资标的。

根据投中网数据，2018 年三季度，仅有 139 只基金进入募资阶段，同比下降41.35%。而募资规模仅为545.53亿美元，同比下降超过70%，VC/PE市场大受影响，基金募资难度加大，资金规模大幅度缩减。因此，2018年下半年的这次资本寒冬，还会继续影响2019年的创投市场。投资机构在募集基金大幅度减少的情况下，一定会更加谨慎，把有限的"子弹"用在优秀的项目上。

在美国市场方面，硅谷银行（Silicon Valley Bank）的报告显示，从2014年开始，医疗保健领域的VC募资金额开始增长。美国市场上的投资者关注最多的领域是生物创新药和医生诊断工具。医生诊断工具在过去几年并不是主角，但是随着人工智能技术的成熟，这种趋势在2017年发生逆转，这和中国发生的医疗行业市场变化类似。

除了金融环境之外，基金监管政策趋严也是市场寒冷的重要因素。2017年以来，一行三会等监管机构针对金融行业发布了最严监管政策，去杠杆、防风险成为主论调，其后续影响在2018年开始显现。2018年上半年，证监会组织对453家私募机构开展了专项检查，包括私募股权、创业投资基金管理人281家，通过检查发现139家私募机构存在违法、违规问题。

动脉网回顾了从2014年到2018年的投资数据，虽然投资机构募资遇到难题，但是从总的数据统计来看，2018年的医疗健康创投市场仍然在逆势而上。总融资金额在只有11个月数据的情况下已经远远超过了2017年全年。医疗健康作为发展最为稳健的行业，在创投市场上还是成为投资机构重点关注的领域之一。只是从数据来看，此时的VC/PE更愿意把钱投给已经有造血能力的后期企业，天使轮企业的机会大大减少。风口里摔疼过的VC/PE也谨记着类似ofo的教训，在减少风险的同时，同时提防着2019年无钱可投的情况出现。从2018年基金募资金额大幅度减少的事实来看，2019年的创投市场已经大概率会出现更加艰难的情况。

动脉网数据库显示，2014年到2018年（1~11月）这五年里，医疗健康行业的总融资额逐年攀升，从163.6亿元大幅度上升到659亿元人民币，

CAGR 为 41.7%，增长速度非常快。即使是在 2016 年的那次资本寒冬，也有 16.9% 的增长。2018 年的资本寒冬中，我们仍然看到了投资金额的大幅度增长，医疗健康领域作为稳健行业，对资金的吸引力还是很大的，如图 3-1 所示。

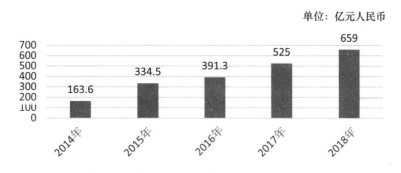

单位：亿元人民币

图 3-1　2014—2018 年医疗健康领域年融资总额

3.3　资本大幅推动医疗行业

3.3.1　2014 年：互联网医疗萌芽，基因领域快速起步

2014 年是互联网医疗萌芽的一年，很多寻医问诊类型的初创企业诞生。它们通过移动互联的方式，想要改变医疗服务的流程，或者让医患双方通过技术手段连接在一起。2014 年的天使轮投资数量最多，达到 146 次，A 轮企业也达到了 139 次。TMT 领域的发展经验，让初创企业看到了医疗健康领域的机会，投资机构给予初创企业最大的资金支持。融资金额排名靠前的细分领域，大多数是在信息化技术、互联网技术上有所突破的场景。

互联网医疗和互联网电商领域的初创企业大量出现，医药电商、信息化企业和寻医问诊类型的企业纷纷获得早期融资，移动互联网改变了人们的生活，也改变了医疗的就诊流程和就诊场景。网上预约挂号、网上购药是 2014 年获得融资金额较多的互联网医疗类型，想用互联网改变人们的就医习惯。基因检测领域的初创企业在 2014 年也开始逐渐起步,但是当年的独角兽华大基因受到投资机构的追捧,完成多次融资,一家就拿走了 20 多亿元人民币的资金,基因技术未来发展的前景已经被投资机构所认可,见表 3-1。

表 3-1　2014 年医疗健康融资前十领域

领域名称	融资次数	融资金额(亿元人民币)
基因	29	27.3
医药电商	12	22.6
信息化	26	16.6
诊所	9	15
医疗大数据	5	11.6
生物科技	34	11.4
寻医问诊	19	10.8
健康管理	21	8.3
医药企业	20	7.7
智能硬件	31	6.6

3.3.2　2015 年:医疗领域百花齐放,最好的创业期

2015 年是医疗行业大发展的一年,从企业获投数量和融资金额就可以看出,2015 年全年融资次数 765 次,而 2014 年全年融资次数 388 次,融资事件的大幅增长带来的是总融资金额的大幅增长。天使轮融资次数达到近几年最高的 325 次,A 轮融资也达到了 289 次。大量初创企业诞生,获得发展初期的资金支持,商业模式也在不断创新。

2015 年是互联网医疗发展的黄金时期,医疗信息化企业和寻医问诊企业排名融资金额前三。医疗信息化、寻医问诊、医药电商、运动健康、母婴健康和健康管理这几个领域,都是互联网技术参与的主要场景,初创企业通过互联网手段来改造医疗服务流程和提升医疗服务质量,见表 3-2。

表 3-2　2015 年医疗健康融资前十领域

领域名称	融资次数	融资金额（亿元人民币）
信息化	56	55
基因	62	52.8
寻医问诊	54	40.7
医药电商	21	31.7
生物科技	55	27.1
医药 CRO	3	18.8
运动健康	67	15.8
母婴健康	18	10.4
医药企业	18	8.4
健康管理	56	7.8

3.3.3　2016 年：边际拓展，互联网医疗受关注

经过两年的发展之后，初创企业逐步走向第二个阶段，产品变得成熟，企业的商业价值也在提升。2016 年 A 轮融资成为一级市场的融资最多的轮次，达到 326 次，融资金额为最高的 145 亿元人民币。天使轮融资次数虽然降低到 228 次，但是初创企业仍有机会找到市场的空白，总融资金额是近五年天使轮融资中的最高金额，达到 16.4 亿元人民币。2016 年，进入发展期的企业也越来越多，商业模式得到验证之后，企业已经找到盈利点，B 轮融资次数上升到 82 次，总融资金额也上升到了 83.5 亿元人民币。

寻医问诊类的互联网医疗企业在 2016 年获得最好的发展机会，总融资额达到了 57.4 亿元人民币。如表 3-3 所示。互联网医疗企业快速发展，从诊前、诊中、诊后各个医疗服务流程中去寻找用移动互联改造医疗服务的新模式，同时关注的疾病类型也从大而全的门户型向细分疾病种展开。而医疗信息化和医药电商因为行业发展较早，或者政策因素影响，总融资额已经开始下降。初创企业在寻找着市场的空白，通过各种新的模式和新的技术介入，医疗的

边界得到扩张。

表 3-3　2016 年医疗健康融资前十领域

领域名称	融资次数	融资金额（亿元人民币）
寻医问诊	54	57.4
生物科技	59	48
母婴健康	23	43
基因	62	36.3
医疗大数据	18	19.8
医药企业	25	18.1
医疗器械	60	16
新药研发	18	14.5
信息化	42	14.1
运动健康	46	13.6

3.3.4　2017 年：模式证伪，生物企业受追捧

　　2017 年的融资数据已经能很明显地反映出资本市场对初创企业的选择倾向，B 轮融资的总金额已经是所有轮次中最高，达到 134.4 亿元人民币。而且战略投资也一般是在发展期的企业中出现，战略投资次数虽仅有 38 次，总金额却高达 125.9 亿元人民币。C、D 轮的融资次数和金额也明显增多。天使轮融资次数大幅度下降，融资金额也下降到 7.7 亿元人民币。在不少商业模式被证伪后，资本在 2017 年主要的目光已经集中在有发展潜力、商业模式已经被验证的细分领域上。基因和生物科技快速崛起，寻医问诊类企业的融资金额虽然排到第三，但是融资次数已经大幅度降低到 11 次，机构更关注的是 B、C、D 轮次的成熟企业。基因和生物科技这两个类型的企业都属于生物领域，两者合计拿到了超过 120 亿元人民币的资金，分列榜单前两位。生物技术在未来的发展空间，已经被投融资数据证明了不可限量。如表 3-4 所示。

表 3-4　2017 年医疗健康融资前十领域

领域名称	融资次数	融资金额（亿元人民币）
基因	45	69.3
生物科技	56	52.5
寻医问诊	11	44.1
医疗器械	37	39.1
连锁药店	5	39
医药企业	17	38.5
信息化	36	29.5
新药研发	16	29
诊所	14	26.4
医学影像	44	19

3.3.5　2018 年：药物研发领域受关注，人工智能在崛起

时间来到 2018 年，在资本市场频繁喊冷的这个时间点里，早期初创企业的机会也越来越少，全年天使轮融资次数不仅比 A 轮融资次数少，也被 B 轮融资次数超越，天使轮融资金额进一步下降到 6.7 亿元人民币。B 轮融资金额成为所有轮次中最高的 153 亿元人民币，A 轮和 C 轮融资也超过了 100 亿元人民币。2018 年，在市场大环境不好的时候，资本投资更加谨慎，重点选择成熟期的细分赛道头部企业。

从细分领域来看，与生物技术相关的生物科技、基因领域的关注度尤其高，而且新药研发类型的企业也有相当一部分从事生物药的研发。所以，细分赛道的融资额前两名都和生物技术相关。在排名前十的领域中，偏向于传统医疗的医院、诊所、医药企业、医疗器械等领域回暖，盈利能力、商业模式很容易验证的医疗实体受到更多的关注。另外，在医学影像领域获得融资的企业，大部分是以人工智能技术为基础的影像辅助决策企业。该领域的热度在 2017 年升起来之后，在 2018 年又相继获得大额融资。如

表 3-5 所示。

表 3-5　2018 年医疗健康融资前十领域

领域名称	融资次数	融资金额（亿元人民币）
新药研发	53	98.3
生物科技	77	77.3
信息化	41	63.5
医院	11	55.3
基因	39	39.5
医学影像	40	38.6
医疗器械	64	37.3
诊所	30	34.8
医药企业	7	29.8
医生工具	11	28.8

第四章

全球视角：医疗创业投资企业分析

4.1 国内外医疗企业投融资情况分析

4.1.1 国内外投融资情况分析报告

国内互联网医疗近两年呈快速发展态势，风投、互联网巨头以及传统医药企业都在挖掘互联网医疗的投资主题。动脉网曾挖掘数据分析行业规律，以期找出其发展脉络，提取有价值的经验。表4-1是2015年国内外相关的分析报告。

表4-1　2015年国内外互联网企业融资大事件

国外	国内
2014年是互联网医疗全面迸发的一年，而2015年是其大放异彩之年。第一季度的增速过缓没有影响该行业的反弹，2015年的第二和第三季度都达到了2014年的同等水平	2015年，我国公开互联网医疗融资事件187起，获投公司169家，投资总额超18亿美元，同比增长28.6%
2015年迄今的整体融资情况稍微落后于2014年同期。经过年初一个较缓的开局，第三季度的融资额度有所增加，实现了与2014年的持平	2015年第三季度，我国公开互联网医疗融资事件39起，获投公司39家，投资总额逾12.4647亿美元，环比增长425.3%

从表 4-2 中可以看出，2014—2015 年，医疗健康投资规模出现井喷式增长。

表 4-2　2014—2015 年知名企业融资大事件

企业	概述
Rock Health	2015 年是数字医疗的又一个爆发年，共有超过 43 亿美元的资金流入
Mercom Capital Group	2015 年 Q3，全球风险投资（包括私募股权和公司风险投资）在医疗 IT 领域的融资季度环比提高了 32%，投资额达到了 16 亿美元，交易量为 148 宗
普华永道	2014 年医疗健康领域 IPO 数量增幅领先于所有其他行业，并成回报率最高的行业
Mergermarket	全球制药、医疗、生物技术（Pharma，Medical & Biotech，PMB）领域的并购活动在 2014 年上半年达到最高峰，总额达 2 602 亿美元，比 2013 年上半年（794 亿美元）增长 227.8%。截至目前，2014 年半年的并购额已经超过过去八年来的年平均并购额

随着互联网医疗的迅速发展，越来越多的资本投向医疗健康市场。图 4-1 为 2010—2018 年国内的医疗健康行业发展情况。

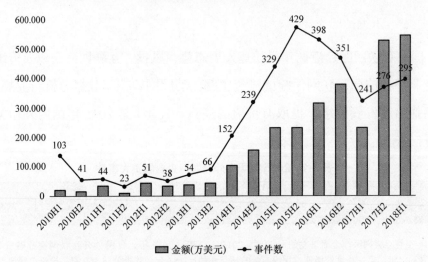

图 4-1　2010—2018 年国内医疗健康行业融资趋势变化

注：H1 为当年的上半年，H2 为当年的下半年。

从图 4-1 可知，2018 年上半年国内医疗健康行业共发生融资事件 295 起，同比仅增长 7%，融资金额 54.6 亿美元，同比大幅增长 1.35 倍，创下国内医疗健康行业上半年融资金额最高纪录，这得益于来自基层医疗、消费医疗、生物技术、医药、科技医疗领域的七笔金额超 10 亿元人民币的超大额融资。

据动脉网研究得出，2018 年上半年，国内医疗健康行业融资均额小幅回落，为 1 851 万美元。而相较于历年融资均额，2018 年上半年融资均额已有长足增长。2018 年上半年，国内医疗健康行业早期融资项目占比继续降低，种子及天使轮项目占比为 58%，达近五年最低，而成熟项目融资活跃度上升，C 轮、D 轮及以后融资项目数量及其占半年融资项目总数比例均达历史高峰，分别为 29 起，占比为 9.8%。

4.1.2　"最聪明公司"的投融资情况

《麻省理工科技评论》在 2016 年评选出的"全球最聪明的 50 家公司"里，聚焦生物和医疗领域的公司有 14 家，它们的投融资情况如何？

Illumina

Illumina 公司成立于 1998 年，总部位于美国加州圣地亚哥，是遗传变异和生物学功能分析领域的产品、技术和服务供应商。公司通过帮助客户加快实现生物信息的采集、分析和应用，来改善人类健康。2000 年，Illumina 公司正式上市，是目前世界最大的基因测序公司。自 2014 年以来，Illumina 公司已连续三年上榜《麻省理工科技评论》的"全球最聪明的 50 家公司"。这家公司 2016 年的融资总额为 1 亿美元，排名在 50 家企业的第三位。

23andMe

23andMe 公司成立于 2006 年，总部位于美国加利福尼亚州，公司项目为基因检测类产品，特点在于利用庞大的数据库，根据基因的相似度，帮助用户寻找家族近亲，前提是对方的基因也在数据库内。用户只需将唾液样本和 99 美元邮寄给公司即可，如果有相似度极高的近亲加入了数据库，23andMe 会通知他们，以这种方式帮助失散多年的兄弟姐妹相认。公司 2016 年的融资总额高达 2.27 亿美元，在排行榜上排第七位。

Spark Therapeutics

Spark Therapeutics 公司成立于 2013 年 10 月，总部位于美国宾夕法尼亚州，是一家致力于解决遗传疾病的生物技术创新公司，包括遗传性视网膜营养不良、血液系统疾病和神经退行性疾病。2016 年年底，Spark 公布它的眼病基因治疗药物 SPK-RPE65 临床 III 期取得了非常好的成绩。公司已于 2015 年 6 月上市，2016 年的融资总额为 1.22 亿美元，排名第九位。

Cellectis

Cellectis 成立于 1999 年，是一家总部位于法国的生物科技公司。2015 年 3 月，Cellectis 在纳斯达克启动 IPO。2015 年 11 月 Cellectis 的 CAR-T 细胞株，成功挽救了身患白血病的 1 岁小姑娘 Layla 的生命。Cellectis 已经计划进行一项正式临床试验，以测试他们用改造过的免疫细胞治疗白血病的疗法。免疫细胞疗法被列入了《麻省理工科技评论》的 2016 年十大突破性技术。公司 2016 年的融资总额为 2.28 亿美元，排名第 13 位。

Oxford Nanopore Technologies

Oxford Nanopore Technologies 公司成立于 2005 年，致力于研发基因检测设备。公司的产品 MinION 测序仪的平均读长达 5.4kB，有些长达 10kB，比目前主流测序技术的读长要长，并且扩展了基因检测的应用场景，DNA、RNA 和蛋白质均为其检测对象。公司新研发的小型设备可以与智能手机进行连接。Oxford Nanopore Technologies 的核心技术是纳米通孔，公司 2016 年的融资总额高达 3.79 亿美元，排名第 22 位。

Intrexon

Intrexon 公司成立于 1998 年，总部位于英国，是一家研究转基因技术的公司，总部位于美国弗吉尼亚州布莱克斯堡。2013 年至今，Intrexon 公司开始进行转基因蚊子和转基因三文鱼的研究，其收购 Oxitec 公司的主要项目就是通过释放转基因蚊子来控制登革热。目前，该公司产品还没有获得美国 FDA 的认证。公司 2016 年的融资总额达 3.44 亿美元，排名第 31 位。

Editas medicine

Editas medicine 成立于 2013 年 11 月，总部位于美国马萨诸塞州，是一家专注基因编辑技术的公司，利用 CRISPR 基因编辑技术借助细菌剪掉有害的突变，同时添上健康的 DNA 以治疗疾病，让 DNA "私人订制"成为可能。公司计划开展 CRISPR 基因编辑治疗 LCA10 人体实验，届时将利用 CRISPR 基因编辑技术，直接删除 CEP290 基因变异位点左右的一段基因。虽然 CRISPR 基因编辑技术才被发明不过几年，但因其具有高精确度与低廉的价格而广受实验室欢迎。目前，Editas medicine 已经顺利上市，2016 年该公司的融资总额为 2.1 亿美元。

RetroSense Therapeutics

RetroSense Therapeutics 公司成立于 2009 年，总部位于美国密歇根州，是一家致力于基因治疗的公司。2016 年 2 月底，在 RetroSense Therapeutics 科学家潘卓华教授的主导下，一名因视网膜色素变性（retinitis pigmentosa，RP）丧失视力的得克萨斯女性，成为接受光遗传学治疗的全球第一人。在本次治疗中，使用的药物 RST-001 属于基因治疗药物，使用对人体无害的病毒，将绿藻的感光蛋白转到眼睛特定的细胞中，使该细胞具备将光信号转换成电信号的功能，顶替受损感光细胞的工作。目前，该公司的这款基因治疗药物已获美国 FDA 许可认证。2016 年该公司融资总额为 1 200 万美元。

Veritas genetics

Veritas genetics 公司成立于 2014 年，总部位于美国马萨诸塞州，致力于为患者提供全基因组测序和遗传咨询服务，帮助患者的医生更加了解病情。2015 年 9 月，Veritas genetics 在中国杭州建立研发中心，开发适用于亚洲群体的新一代测序技术。该公司在中国设立研发中心后，首先要进行的就是关于 α - 地中海贫血相关基因的研究，因为这种疾病在亚洲人群中的发病比例较高。

Seven bridges genomics

Seven bridges genomics 是一家总部位于美国马萨诸塞州的基因组数据分析公司，主要提供基因排序研究和生物制药产品服务。目前在 Seven Bridges 的云平台上放着美国国家癌症研究所（NCI）的"癌症基因云"和英国 NHS 的"十万基因组"数据，其数据服务为全世界科学家的癌症研究提供了便利。Seven Bridges Genomics 在人类基因组排序和分析中综合应用了云计算和 NoSQL 数据的技术，比如 EC2、S3 和 MongoDB。为了降低数据存储成本，他们还采用了 Glacier。Seven Bridges PaaS 提供了一个设置数据通道的界面，这些通道可以基于预定义的模型，也可以根据当前任务进行调整。2016 年该公司融资总额为 4 500 万美元。

T2 biosystems

T2 biosystems 成立于 2006 年，是一家致力于研发病菌检测技术的公司，它推出的 T2Candida Panel 解决了脓毒症诊疗过程中的一个大问题。去年这个治疗设备获得了获得盖伦奖（Prix Galien Award）的最佳生物技术产品奖。T2 Biosystems 已开始出售其致病真菌探测技术，这类真菌感染往往会引发严重后果。测试只需进行 3~5 小时，而使用一般方法则要持续 2~6 日。目前，已经有 16 家医院在使用 T2 的设备。2016 年该公司融资总额为 8 350 万美元。

百时美施贵宝

百时美施贵宝 (Bristol-Myers Squibb) 成立于 1887 年，总部位于美国纽约，是一家以科研为基础的全球性的提供医药保健及个人护理产品的多元化企业，其主要业务涵盖医药产品、日用消费品、营养品及医疗器械，年销售额为 200 多亿美元。它生产的免疫检查点抑制剂药物已经在多种恶性肿瘤的治疗上大显神威。2015 年 10 月，它的免疫治疗药物 Opdivo 获得盖伦奖（Prix Galien Award）的最佳生物技术产品（Best Biotechnology Product）奖。目前 Opdivo 已经成为治疗转移性黑色素瘤以及转移性鳞状非小细胞肺癌的一线治疗方法。2016 年该公司融资总额为 1 551 万美元。

Enlitic

Enlitic 成立于 2014 年 8 月，总部位于美国旧金山，公司致力于通过大数据的手段进行医学影响分析。项目采用先进的深度学习算法对医学图像、诊断书、临床试验等大量医疗数据进行挖掘，实现了快速、准确、可行的健康诊断，产品已经由澳大利亚的放射科医生们进行了验证，结果能很好地帮助医生做出诊断并制定治疗方案。2016 年该公司融资总额为 1 500 万美元。

Nestlé

Nestlé 成立于 1866 年，总部设在瑞士的韦威，为世界上最大的食品制造商之一。2016 年年初，Nestlé 竟斥资 1.2 亿美元投资 Seres Therapeutics，宣布进入目前炙手可热的肠道微生物领域，以支持他们在消化道中维持细菌平衡的药物研制。Nestlé 将与 Seres Therapeutics 共同研发促进肠道健康的药物。2003 年 5 月，Nestlé 上市。

医疗健康领域，可以说是投资增长最快的行业。从 2010 年至今，医疗健康领域一级市场投资规模年均增长率高达 54.7%，但是在 2017 年，情况发生了变化。据动脉网数据库显示，截至 2017 年 11 月 31 日，我国医疗健康领域，一级市场累计融资 402 次，融资规模达到 377 亿元人民币。其投资规模仅次于 TMT 领域。如图 4-2 所示。

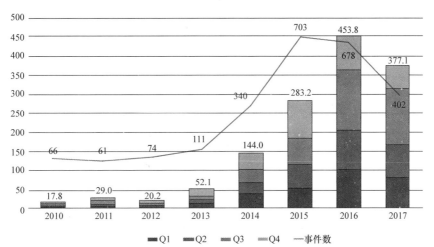

图 4-2 历年医疗健康领域投融资数据（投融资规模：亿美元）

4.2 2017 年医疗健康行业投资规模变化

截至 2017 年 11 月，医疗健康领域融资规模下降了近 20%。事实上，多个细分领域的融资规模都同时出现了投资热度降低的迹象。如图 4-3 所示。

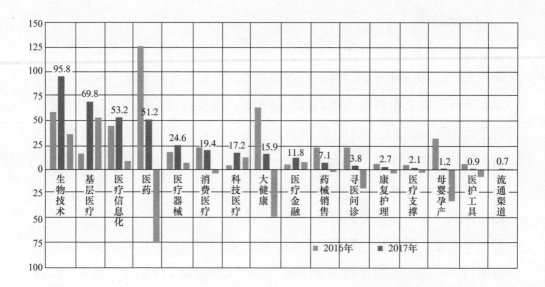

图 4-3 2016 年与 2017 年医疗健康领域投资规模的变化

以医药领域为例，前几年的科技热，使得医药领域备受投资者的青睐。随着技术垄断的产生，以科技创新拉动的医药领域投资，其市场投资规模减少了近 60%。这意味着，相关行业先行者，依靠之前的投资，足以建立强大的技术壁垒。技术投资属一次性投资，一旦通过技术建立竞争优势后，先行者的地位就难以被撼动。可以预见，如果医药技术领域未来没有突破性的进展，其市场的融资趋冷会继续加剧。如图 4-4 所示。

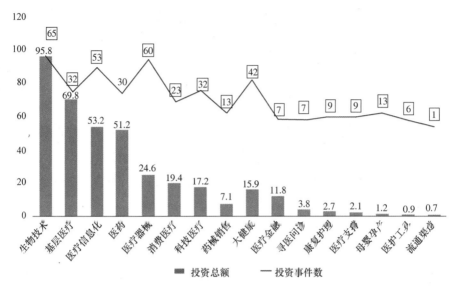

图 4-4　2017 年医疗健康行业各细分领域投资规模与投资事件数

从投资轮次的变化来看，天使轮、种子轮为主的早期的投融资下降趋势明显。如表 4-3 所示。

表 4-3　2017 年各细分领域投资轮次分布

一级强分领域	天使及种子轮	A 轮	B 轮	C 轮	D 轮	E 轮及以上	战略投资	总计
生物技术	7	30	19	4	—	2	3	65
医疗器械	12	25	9	4	1	—	9	60
医疗信息化	12	31	6	2	—	—	2	53
大健康	16	15	7	4	—	—	—	42
科技医疗	11	16	2	1	—	—	2	32
基层医疗	5	11	5	2	2	—	6	31
医药	2	12	8	5	1	—	2	30
消费医疗	8	6	4	2	1	—	2	23
药械销售	2	6	2	2	—	—	2	14
母婴孕产	2	9	1	—	1	—	—	13
医疗支撑	2	6	1	—	—	—	—	9
康复护理	4	4	1	—	—	—	—	9
医疗金融	1	5	—	—	—	—	1	7
寻医问诊	1	4	2	—	—	—	—	7
医护工具	2	4	—	—	—	—	—	6
流通渠道	—	—	1	—	—	—	—	1

在投资细分领域中，生物领域、医疗器械领域交易次数最多，它们占总融资事件的 30% 以上。

以医疗器械行业为例，作为全球最大的医疗器械市场，美国拥有前沿的创新技术和强大的研发实力。因此，美国的医疗器械创业公司也受到了大多数投资者的青睐。在美国之外，世界各地的医疗器械创业公司也在慢慢崛起，吸引着越来越多的投资者关注。

在 2017 年，英国的 Atlas Genetics、西班牙的 Med Lumics 以及德国的 Breath Therapeutics 都获得了融资。另外，以色列作为医疗器械领域最活跃的枢纽之一，其医疗技术巨头 Becton Dickinson 也在 2017 年 4 月以 2.5 亿美元的价格收购了输注和注射泵系统制造商 Caesarea Medical Electronics 的主要股权。

据美国 CB Insights 最新报告显示，2016 年全球私营医疗器械公司的投融资交易量有了明显升高，共完成了 479 宗投资，获得了近 48 亿美元。自 2013 年以来，美国医疗器械创业公司已经获得了占全球 77% 的投融资交易份额，并列排第二的以色列和英国各占了 4%，然后是并列排第三的加拿大和德国，分别各占了 2%。

中国是世界人口第一大国，随着中国老龄化时代的来临，社会对医疗器械的需求越来越迫切，对比其他国家，中国的市场潜力巨大。

2011—2016 年，中国医疗技术与医疗器械行业收入的年平均复合增长率高达 20.7%，远高于全球 3% 左右的年平均复合增长率。2016 年，中国医疗技术与医疗器械市场规模约 3 700 亿元人民币，比 2015 年度的 3 080 亿元人民币增长了 620 亿元人民币，年增长率约为 20.1%。预计 2019 年市场规模将达到 6 000 亿元人民币左右。其中，影像设备、体外诊断和高值耗材占据医疗技术与医疗器械市场细分领域的前三，分别占到总市场规模的 19%、16% 及 13%。从药械比来看，目前我国器械市场与医药市场的规模比例仅为 1∶7 左右，远低于全球 1∶3 的水平。从人均医疗技术与医疗器械费用看，我国目前人均费用仅为 6 美元，而发达国家人均费用都在 100 美元以上，美国达到 329 美元，瑞士更是达到 513 美元。因此，无论从诊疗方法学，还是从消费水平来衡量，中国医疗技术与器械市场均具备巨大的成长空间。

国家政策对于医疗技术与医疗器械市场的未来趋势有着重要的引导作用。2016 年 10 月发布的《关于医疗器械优先审批程序的公告》明确了罕见病、恶性肿瘤等六大类医疗器械优先审批程序，在近几年支持医疗器械国产化的基础上进一步扶持国产器械市场的快速发展。同时，在继药品两票制正式公布后，2016 年 4 月颁布的《深化医药卫生体制改革 2016 年重点工作任务》提出了推进高值医用耗材集中采购和网上公开交易，器械两票制风声已起。

除了政策因素以外，人口的逐渐老龄化及就诊人次的增加，都使人均医疗费进一步提升。我国 65 岁以上人口比率年年升高，2015 年已到总人口的 10.5%，进入人口老龄化社会。同年全国总诊疗人次达到 77 亿次，比 2010 年的 58 亿增长约 30%，平均每人每年看病 6 次。由此可知，医疗消费的需求的增长将使医疗器械行业保持强劲增长势头。

2017 年，中国医疗器械行业有了第一本蓝皮书——《中国医疗器械行业发展报告（2017）》。在这一年，有 13 家医疗器械企业成功上市，各细分领域山头林立，未来霸主呼之欲出。

随着人工智能、大数据、物联网等新技术的渗透，中国医疗器械的创新主要体现在技术和模式的创新，以体外诊断、影像设备、智能硬件等细分领域最为明显。

全面鼓励创新，尽早实现进口替代

2017 年是医疗器械法规快速更新的一年。国家食品药品监督管理局（CFDA）和医疗器械审评中心（CMDE）出台了大批量的新法规及指导原则，覆盖多个领域，包括加快审批、鼓励医疗器械创新、完善注册办法、加强临床试验管理、提升技术能力等多方面。

整体来看，国家主要从监管和创新两个方面着手，以鼓励医疗器械国产化，并实现规范化发展。

在监管方面，各监管部门不断发布新规，意在建立健全的医疗器械监管体系，淘汰一部分违法企业和低质量医疗器械，保障我国医疗器械的高质量、安全性，行业集中度持续提升，长期趋势向好。

2017年与监管相关的新规主要有以下这些：

- 体外诊断试剂注册管理办法修正案。
- 关于调整部分医疗器械行政审批事项审批程序的决定。
- 公开征求《医疗器械监督管理条例》修正案（征求意见稿）意见。
- 免于进行临床试验的体外诊断试剂临床评价资料基本要求（试行）。

在创新方面，近年国家一直鼓励医疗器械行业向科技创新发展，彻底摆脱过去依靠低端产品获取微薄利润的产业链底部位置。

2017年与创新相关的新规主要有以下这些：

- 医疗器械优先审批申报资料编写指南（试行）。
- 关于鼓励药品医疗器械创新改革临床试验管理的相关政策（征求意见稿）。
- 关于深化审评审批制度改革鼓励药品医疗器械创新的意见。

同时在资本方面，国产医疗设备正享受巨大的制度红利，同时资本的青睐，让行业通过资源整合，进入发展快车道。

据动脉网不完全统计，2017年医疗器械行业共发生84起融资事件（含8起IPO），累计金额近16亿美元（约100亿元人民币）。这一波资本主要流向体外诊断、放射医疗、医疗影像、超声设备、医疗机器人、内镜微创器械、康复医疗、家用医疗设备等细分领域。

影像医疗设备可谓全面开花，纷纷传来融资喜讯。

2017年9月4日，国产CT黑马赛诺威盛宣布获得宜利复医道合、华盖医疗以及启明投资三家资本的2亿元人民币共同投资。

2017 年 9 月 15 日，联影医疗成功完成 33.33 亿元人民币 A 轮融资，创下目前为止中国医疗设备行业最大单笔私募融资。联影医疗是高端医疗设备和医疗信息化解决方案提供者，此次成功获得融资，不仅让其估值上升到了 333.33 亿元人民币，更是让我们看到了国产高端医疗设备的希望。

据动脉网不完全统计，2017 年，医疗器械行业约有 13 家企业成功上市，覆盖体外诊断、影像设备、医用耗材、器械租赁等多个细分领域的企业。

对于医疗器械行业而言，2017 年是并购交易频繁的一年，呈现"大鱼吃小鱼"的态势。无论中国企业还是国际企业，都在不惜重金地"买买买"，每一笔并购交易都意味着行业格局的松动或巨变。

海外，2017 年医疗器械行业有 10 起大的并购案，这些交易总值达到了惊人的 735 亿美元。相较国外，国内医疗器械行业依然处于成长期，拥有高增速、低门槛和竞争加剧等特征。但随着 A 股 IPO 加速，2017 年中国医疗器械行业也发生数起并购案，主要集中在体外诊断领域，其中不乏润达医疗、迪安诊断等知名企业。

技术的提升同样给行业带来了长足的发展。在国家政策和资本的推动下，国产创新是近年来医疗器械行业发展最重要的主题。而 2017 年被誉为人工智能、大数据、3D 打印等为代表的技术融合发展的一年。在新兴技术的引领下，技术的更迭使得医疗器械行业的竞争加剧。

2017 年最重要的新技术无疑是人工智能。传统的医疗器械厂商也瞄准了这一风口，纷纷投入精力研发人工智能产品，或者与人工智能公司合作，对其产品进行智能化升级。

其次，大数据的发展，更刺激了医疗信息化的建设。信息化在医疗器械的采购管理、维修管理和资产管理方面逐渐起到了非常重要的作用。这让医疗器械第三方服务机构迎来了发展机会。除了技术创新，各大设备厂商也在寻求业务模式的创新，角色也从原来的设备制造商，变成了设备整体解决方案提供商。

企业从最初仅制造治疗某一种类疾病的设备，慢慢发展到制造一系列治疗这种疾病的设备，再到投资其他与该种疾病有关的医疗机构，最后完善一系列产品线，成为该种疾病的治疗设备整体解决方案提供商。

其中，智能可穿戴设备生产企业最为突出。他们从最初单纯的设备生产商，逐渐演变成"硬件＋软件＋云服务"的智能穿戴整体解决方案供应商。而且原来那些依托产品的生产企业也开始向服务转型。医疗器械制造企业过去依靠生产销售医疗器械，业务单一，附加值有限。随着我国医疗体系改革的持续推进，政策对各类医疗机构、医疗服务的种种不合理限制逐步取消。

制造企业依托自己生产的医疗器械提供服务成为可能，将会有效提高企业经营活动的附加值，多元化发展业务线。如依托血糖仪构建慢病管理平台，为患者提供长期服务；依托诊断设备建立独立诊断中心、体检中心，缓解医院压力、提高患者就医体验等。

这一系列的因素，将使我国医疗器械行业的发展更加迅速。

4.3　中国医疗投资市场的资产端分布

4.3.1　医药及生物技术行业

华兴医疗团队一直重点关注医药及生物技术版块的细分领域，华兴深信正在不断开发的 first-in-class、best-in-class 药物及疗法的国内企业在未来必定会颠覆全球生物医药产业格局，而要实现这一目标，优秀的创业团队、产业的政策扶持以及资本市场的推动，缺一不可。

华兴资本医疗团队对 2017 年医药及生物技术行业的交易数据做了整理和统计：如图 4-5 和图 4-6 所示，私募融资交易共 67 起，同比增长近 45%，总融资金额近 28.5 亿美元，同比增长约 50%，单笔融资金额约 4 200 万美元，同比略有增长；IPO 共 20 起，同比增长约 150%，IPO 融资金额约 16.5

亿美元，同比下降约 33%，单笔 IPO 融资金额约 8 300 万美元，同比下降约 73%。

不管是从增长趋势还是活跃度来看，私募融资仍然是这个行业的主要交易工具，并且在未来可预期的 3~5 年内将依然保持这个趋势。

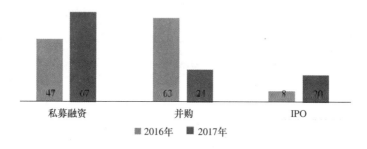

图 4-5　医药及生物技术行业私募融资 / 并购 /IPO 交易数量（起）

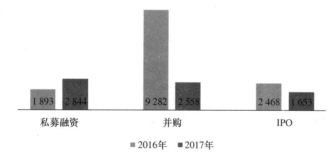

图 4-6　医药及生物技术行业私募融资 / 并购 /IPO 融资金额（百万美元）

抗体和 CAR-T 是医药及生物技术领域中两个重要领域。肿瘤免检查点抑制剂是肿瘤治疗中最大的研发热点。

抗体

中国生物药市场规模目前已达到近 1 500 亿元人民币，且未来几年复合增长率将保持在 13%，越来越多药企开始进入生物药领域。其中单抗的增速在生物药领域中又是最快的，未来将保持 24% 的年复合增长率，且单抗在国内的市场渗透率低，未来增长空间很大，随着竞争者数量的增多，国内企业也将面临激烈的市场竞争环境。如图 4-7 和图 4-8 所示。

对于此领域的初创公司而言，拥有卓越的靶点通路研究和具有独特性的技术平台、强大的全球多中心临床能力的企业更容易在激烈的市场竞争中脱颖而出。除单抗类药物外，双抗、抗体偶联药物等技术也纷纷涌现。

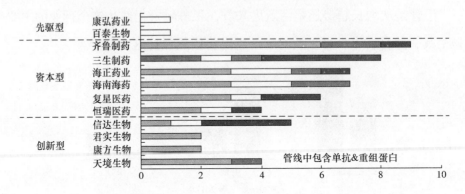

图 4-7　国内企业在单抗研发领域分为的三个类型

类型	主要特点
先驱型	✓ 有完整产业链，但目前面临诸多挑战
资本型	✓ 具有一定规模的上市公司，资金充足，擅长资本运作 ✓ 起步稍晚，主要以收购高质量生物类似药为突破口，带动部分单抗新药的自主研发 ✓ 企业数量最多，竞争最激烈
创新型	✓ 专注于抗体药或生物药研发，拥有更强创新能力和独有研发技术，研发实力具有国际水准 ✓ 容易在激烈竞争中脱颖而出，但主要产品均在早期，未来发展尚待市场验证

图 4-8　单抗研发领域三大类型企业的主要特点

CAR-T 细胞疗法

CAR-T 细胞疗法近期又格外受到市场的关注，目前 CAR-T 细胞疗法仍主要集中在血液肿瘤治疗领域，但考虑到治疗后长期复发率仍然未知且价格昂贵，短期内 CAR-T 细胞疗法仍较难取代传统治疗手段。

在实体瘤治疗领域，CAR-T 细胞疗法仍然治疗效果不佳，已有不少公司尝试升级 CAR-T 细胞疗法杀伤肿瘤的方式、结合 PD-1/PD-L1 等其他治疗手段实现治疗效果的突破。

随着诺华和 Kite 两款 CAR-T 细胞疗法（Kymriah 和 Yescarta）率先获得 FDA 批准上市，并且 Kite 和 Juno 分别被 Gilead 和 Celgene 以天价收购，

全球资本市场再次聚焦 CAR-T 领域，寻找此领域内的下一个独角兽。

在国内的 CAR-T 公司中，率先申报 IND 的科济生物、南京传奇生物、恒润达生、北京马里诺、优卡迪、博生吉安科和上海明聚生物等公司将有望成为此领域的龙头企业。

肿瘤免疫

由于临床疗效显著、适应症可不断扩大、组合疗法丰富等原因，肿瘤免疫检查点抑制剂将有望成为未来五年最畅销的抗肿瘤药。截至目前，全球共有六款肿瘤免疫检查点抑制剂上市；在国内，PD-1 和 PD-L1 是目前最热门的靶点，此外还有众多企业在 CTLA-4、IDO、A2aR 等靶点也进行了布局。

创新药领域在 2017 年的热度依旧不减，中国医药产业升级，进入了 2.0 时代。随着港交所出台的关于利好生命科技类公司的上市新规，在 2018 年之后资本市场将迎来的另一个高潮，越来越多的创投资金将进入创新药领域，从资本角度助力加速中国原创新药的诞生。

4.3.2 医疗器械行业

医疗器械作为另一个集技术、专利和人才于一体的板块，也是华兴医疗团队十分关注的细分领域。

目前国内的医疗器械企业的主要发展方向仍是进口替代、并购扩张和数字化改革，通过进口替代，在一些国际品牌强势的领域（如心血管、骨科、外科、影像、齿科、神经等）取得政策优势，通过并购可扩充产品线和加速渠道扩张。

而数字化是医疗器械企业发展的另一方式，随着人工智能、移动及远程医疗、大数据及物联网等新技术的不断进步，数字化将有助医疗器械企业进行"跨界发展"，尽早实现大数据积累和沉淀，完成产品的更新换代。

2017 年中，医疗器械行业私募融资交易共 43 起，同比增长约 34%，总融资金额近 8 亿美元，单笔融资金额约 1 800 万美元，同比均略有降低；并购交易共 13 起，同比减少约 50%，交易金额约 4 亿美元，单笔交易规模约 3 100 万美元，同比均有降低；IPO 共 7 起，同比增长约 75%，IPO 融资金额约 4.4 亿美元，同比增长约 126%，单笔 IPO 融资金额约 6 200 万美元，同比增长近 30%。如图 4-9 和图 4-10 所示。

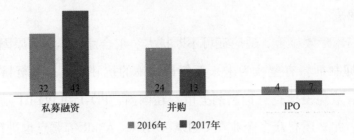

图 4-9　医疗器械行业私募融资 / 并购 /IPO 交易数量（起）

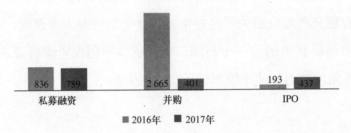

图 4-10　医疗器械行业私募融资 / 并购 /IPO 融资金额（百万美元）

通过数据可以看出，2017 年随着监管部门对并购重组的审核趋严，国内的并购市场相对谨慎，交易数量、交易金额均有所下滑。但由于医疗器械的单个赛道较窄而门槛不低，我们依旧认为，对于投资机构而言，并购退出在未来一段时期内将依旧是主要的退出渠道之一。

骨科器械

骨科器械最重要的三大领域为创伤、脊柱和关节，而考虑到技术入门槛、注册证获取难度、经销网络建设等因素，关节将是未来最有增长潜力的子领域，并将开始加快进口替代的速度。

在华兴资本看来，关节领域的主要技术发展方向包括 3D 打印、骨小梁结构以及新材料。政策层面，未来两票制的落地将对骨科植入物企业产生重大影响。

医疗影像 AI

海量的医疗数据增长与医生数量的严重不匹配，让人工智能技术得到了快速发展，使得人工智能辅助影像诊断成为现实。

国内该领域的创业公司通过自身不同的资源和优势，切入到医疗影像人工智能行业，主要包括三大类：借助人工智能资源和算法优势的互联网 / 人工智能巨头，如腾讯觅影、阿里云、科大讯飞；借助算法和医疗资源优势的初创公司，如 QED Technique、图玛深维、比格威；借助数据和医疗资源优势的第三方影像中心，如翼展科技、汇医慧影。

人工智能技术和医疗影像的结合，将会开启"智能化医疗"的新时代，将会有越来越多的创业团队进入此领域，但未来如何实现技术的商业化落地、尽快找到稳定的盈利模式，将会成为资本市场关注的焦点。肺结节等领域成为人工智能诊断的起点，未来会更多地向肝癌等其他难度更高的疾病领域拓展。

4.3.3　医疗服务行业

国内医疗服务领域深受国家对医疗系统改革的影响，尤其是拥有国内 80% 医疗资源的公立医院，而私立医疗服务领域存在着多种不同背景、不同商业模式的企业，华兴医疗团队对各主要细分领域的头部企业保持关注。

2017 年，医疗服务行业私募融资交易共 53 起，同比增长约 50%，总融资金额近 9 亿美元，同比增长约 86%，单笔融资金额约 1 700 万美元，同比增长约 23%；并购交易共 22 起，同比保持持平，交易金额近 10 亿美元，同比下降约 58%，单笔交易规模约 4 500 万美元，同比下降约 58%；IPO 共 3 起，同比下降约 40%，IPO 融资金额约 2.1 亿美元，同比下降约 44%，单笔 IPO 融资金额约 7 000 万美元，同比略有下降。如图 4-11 和图 4-12 所示。

通过数据可以看出，私募融资的交易数量、融资总金额及单笔融资金额均呈现出了增长的趋势。

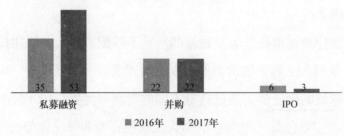

图 4-11 医疗服务行业私募融资 / 并购 /IPO 交易数量（起）

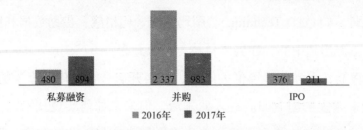

图 4-12 医疗服务行业私募融资 / 并购 /IPO 融资金额（百万美元）

连锁诊所

连锁民营类诊所可以克服传统社区医疗的部分短板，未来技术过硬、高服务品质及管理规范的新型连锁诊所将得到快速发展。

其中，中高端民营诊所（代表企业：强森医疗、新康医疗、卓正医疗）、互联网医疗落地线下诊所（代表企业：春雨医生、丁香诊所）和平台化企业连锁社区诊所（代表企业：万方发展、阿里健康）是三种最典型的新型连锁社区诊所模式。此外，也涌现出资本追捧的儿科连锁、日间手术中心等新业态。

第三方服务之独立影像中心

国家旗帜鲜明地鼓励 10 个赛道的第三方服务，其中影像领域在近期发展得最快。相比医院内部影像检查，独立影像中心的费用更低、服务更优质。但目前国内独立医学影像中心的发展仍处于较早期阶段，随着分级诊疗的持续推进、大型公立医院新增设备受限及独立影像中心政策限制的放开，未来市场规模预计将超过 500 亿元人民币。

目前国内独立医学影像中心主要有三种模式：重资产模式、轻资产模式和云模式。

中医连锁门诊

《中医药法》正式通过了中医诊所由许可制改为备案制的规定，并于2017年7月1日起正式实施，中医药服务迎来了春天。目前中医诊所行业的集中度较低，连锁门诊的"轻资产＋品牌标准"特点有利于其扩大市场份额，而随着中医总诊疗人次增速的放缓，建立企业品牌、增强客户黏性将成为关键。

从收入构成来看，中医门诊的药品收入占到了70%以上。我们认为，有自己的独特核心优势，例如高品质全产业链的中药饮片、基于"前堂后医"传统坐堂医模式的企业（代表企业：和顺堂），将会迅速在区域性市场占据优势，并在扩张前期快速积累口碑声誉和客户黏性，逐步完成全国布局。

4.3.4　诊断及基因检测行业

基因测序行业是华兴医疗团队2017年进行重点布局的另一个细分领域。

国内目前主要呈现出上游寡头垄断、中游竞争激烈的行业格局。中游主要围绕基因数据的多样化应用，将会在科研测序服务、肿瘤基因检测、生育健康测序、消费级测序等领域诞生出中国的独角兽企业，并将经历由技术驱动向商业模式驱动、最终完成规模化整合的转变过程，行业前景值得期待。

2017年，诊断及基因检测行业私募融资交易共58起，同比增长近50%，总融资金额近10亿美元，同比增长约26%，单笔融资金额约1 700万美元，同比略有下降；并购交易共5起，同比下降约74%，交易金额约6 000万美元，同比下降约85%，单笔交易规模约1 200万美元，同比下降约42%；IPO共6起，同比增长500%，IPO融资金额约4.4亿美元，同比增长约380%，单笔IPO融资金额约7 400万美元，同比下降约20%。如图4-13和图4-14所示。

未来3~5年，国内大量的基因检测中游公司将会进入产品报证和市场开发的生死存亡阶段，因此，将依然非常依赖于私募融资带来的资本力量实现技术升级和业务扩张，而那些技术研发实力和商业化能力强悍的公司会大概率存活下来，并逐步进入寡头垄断阶段，类似于十多年前的中国互联网行业。

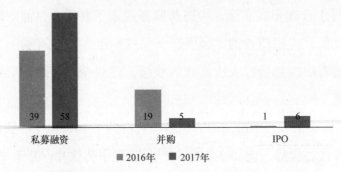

图 4-13　诊断及基因检测行业私募融资 / 并购 /IPO 交易数量

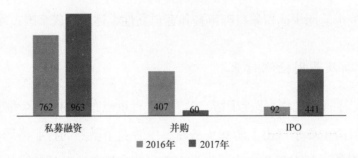

图 4-14　诊断及基因检测行业私募融资 / 并购 /IPO 融资金额（百万美元）

肿瘤液态活检

专注于癌症早筛的液体活检公司 Grail 于 2017 年完成了一轮 9 亿美元的融资，是全球肿瘤液体活检领域内规模最大的私募融资。我们再看国内市场，由于受患者规模、治疗需求、技术发展、支付意愿等因素的影响，未来国内的肿瘤液体活检市场将获得爆发式增长，预计未来市场规模将达到 900 亿元人民币（包括癌症早筛和治疗）。

目前，国内从事肿瘤液体活检业务的公司主要采用 PCR 和 NGS 两大技术手段，PCR 领域的代表企业包括艾德生物、博尔诚、诺辉健康等，而 NGS 领域的代表企业包括华大基因、泛生子、燃石医学、鹍远基因、安可济等。

第三方医学检验

国内的第三方医学检验行业在过去几年内保持了高速增长，年复合增速在 30% 以上，但渗透率相对于美国发达市场仍较低，预计到 2020 年，市场规模将达到 250 亿元人民币。基层市场必将扩容，GPO、合作共建实验室、区域检验中心等新商业合作模式将会出现。特检的占比将会显著提升，打开增量蓝海市场。

行业巨头采用不同模式迅速拓展业务领域，例如，迪安诊断采用的是"产品＋服务＋运营管理"为核心、用并购横向拓展生态系统的模式，而金域医学采用的是纵向深耕服务与研发、用规模效应打造行业壁垒的模式。商业模式孰优孰劣，需要时间来验证，但可以肯定的是这依然是一个非常考验团队商业化作战能力的细分领域。

待未来基因测序类创业公司逐步发展成型时，成熟的 IVD 上市公司要去拥抱这个产业，一方面扩充自己的业务线和产品内容，另一方面也满足 A 股二级市场投资人对上市公司的市值预期，如何做到，值得产业界和资本界去思考。

伴随诊断

新药和伴随诊断合作开发与捆绑审批模式将成为未来的主要趋势，伴随诊断将迎来爆发。

伴随诊断在临床试验中能有效筛选对靶向药有应答的患者入组，大大提高了临床试验的成功率，创新药企业与伴随诊断企业的合作在不断深化。FDA 也对"靶向药＋伴随诊断"模式表示了认同并且出台多项政策加以规范化。

未来，能够掌握高灵敏度与高特异性的诊断技术、能提供更高的临床服务价值的企业将会在这个赛道中胜出，当然，也离不开监管机构对伴随诊断市场的进一步规范。

4.4 初创企业投资价值的 TCID 模型

任何一个模型都只能从某个侧面辅助评估项目，评估医疗初创公司需要用到不同学科的不同思维工具与模型，比如管理学、经济学、金融学、商业历史、心理学、工程学、基础科学等，"TCID 模型"是从评估医疗产品产业化进程的角度建立的，主要适用于医疗器械与生物医药初创公司的投资评估。

4.4.1 研发（Technology）

研发能力是所有药械类项目中，风险投资公司最为关注的部分，基本上所有这类初创公司的商业化都是由其研发能力来驱动的，公司的发起往往是基于某位科学家、发明家或临床医生的发明。

初创公司的技术来源于顶级科学家或工程师是很大的加分项，但必须意识到，技术创始人可能并不具备将其发明成果产业化的能力，其技术产业化往往还需要不同领域的专业人员进行合作，比如化学工程师、材料工程师、机械工程师、生物医学工程师、生产制造工程师、临床医生、专利律师等，这时，投资人就需要评估初创公司的研发团队中是否具有和技术创始人互补的、经验丰富的研发人员。

由于资金和平台影响力有限，初创公司往往不能将上述各类专业人员匹配到位，就算是知名科学家创立的公司，往往也很难招聘到他所在领域很强的研发人员。这时，投资人就需要重点评估公司进行对外合作的资源整合能力，需要评估产业链的发展是否成熟，使得公司在能够充分整合外部资源的前提下，将核心技术顺利产业化。

为什么国内大部分医疗行业的风险投资都集中在了北上广深等一线城市及周边？因为这些地方的医院实力强，人才供应多，产业配套发展更加成熟和分工细化，能够支撑创业公司的发展。

下面将初创公司的研发能力细分为 6 个维度进行评估。

（1）技术路线是否有特色。技术路线需要有足够的差异化和卖点，同时要有技术门槛，不是别人想抄就能抄。

（2）技术路线是否成熟。技术路线要足够成熟，在临床上使用的技术，不能一味追求"高精尖"，"高精尖"是科研追求的目标，临床医生更需要产品安全和有效，且能够被充分验证。

（3）技术专利是否有瑕疵。公司是否建立了完善的专利组合，是否会与别人的专利产生冲突，现有的专利是否能够充分保护产品难以被抄袭？

（4）技术是否是平台技术。风险投资公司追求的是被投企业的持续成长性，对于医疗器械而言，往往细分市场都不够大，因此，技术是否具备平台技术特性，决定了医械公司是否拥有利用其技术横向拓展的潜力。对于医药公司而言，由于单个新药的研发风险非常大，风险投资公司往往更偏爱一些拥有平台技术的公司，对冲研发风险。

（5）安全性及疗效机理是否明确。医疗产品在临床推广的过程中，监管部门和医生最为重视的是产品的安全性，其次才是疗效。为了通过监管部门的审批，医疗产品还需要充分揭示产品的作用机理，扎实的基础研究是产品顺利通过临床试验和监管部门审批的重要基础。

（6）研发团队及研发管线[⊖] 的厚度。初创公司往往人力有限，如果能够通过和外部科研院校的合作，持续产生和储备新的产品线，拓展未来的成长空间，在投资人那里将会是很大的加分项。

4.4.2　临床（Clinical）

美国、以色列等医疗创业发达的国家，往往临床和研发的配合非常默契，很多医生都乐于参与创业公司的产品研发。国内由于医疗资源的稀缺性，临床医生看病人的时间都不够，大量的时间还要花在教学和科研上，

　　⊖　研发管线：即医药公司的产品线，比如某个正在研发的药物 A，药物 A 从研发到上市是有一个过程的，而这个过程就是研发管线。研发管线一般包括临床前发现（概念）、临床试验（1、2、3 期）和最后的上市。

参与初创公司研发的意愿相对较低，导致大量初创公司的产品在推向临床后，出现各种"水土不服"。

因此，初创公司能否在研发伊始，就和临床医生进行"贴身合作"，研发出临床使用场景明确、医院和医生愿意付费购买、代理商愿意帮助推广的产品，显得尤为重要。

投资人在进行投资评估时，是否有大牌临床专家的参与，是否有大牌医院的合作，是非常重要的评估指标。为了撬动大牌医院和专家的合作，需要公司的产品在临床上急需，且对医生和医院的科研有很大的帮助。

下面将初创公司的临床能力细分为6个维度进行评估。

（1）临床是否有明确适应症。临床上治疗疾病基本都是"组合疗法"，某一个药物或者器械都是"组合疗法"中的一个环节，且单个产品往往并不适用于某一类疾病的所有患者。因此，在评估项目的过程中，投资人需要分析清楚产品具体的适应症和适用范围。

（2）是否足够安全和有效。产品的安全和有效性是初创公司持续成长最为核心的基础。

（3）适应症在临床上是否足够广泛。适应症人群的数量，决定着潜在的市场规模。

（4）产品在临床上是否不可替代。针对某一类患者，会有各类不同的疗法，相同的疗法也会有不同的厂家提供产品，产品的不可替代性是产品的核心竞争力。

（5）是否有顶级专家和医院的支撑。医生群体是极度保守的，而各个学科领袖在医生群体中具备很强的领袖效应，因此，新产品在临床上的推广，没有学科领袖的帮助，是事倍功半、举步维艰的。与此同时，在临床试验环节，学科领袖也能给初创公司帮上大忙。主持临床试验的医生，临床经验是否丰富，会在很大程度上影响临床试验的效果，同时，学科意见领袖在临床试验中，也更能调动学科资源，加速临床试验的进展。

（6）是否帮助医院合理创收。有的产品在临床上虽然能够提高医疗质量，但如果不能显著增加医院的收入，在采购环节也可能会遇到障碍。分析公司产品是否满足价值链条上的各方利益诉求，能够帮助投资人评估产品未来的市场销售前景。

4.4.3　产业化（Industrialization）

欧美医疗高科技产品的产业化非常成熟，往往是大型医药和医疗器械公司负责产业化和市场推广，小型初创公司负责产品研发和临床试验，分工非常明确。而国内的医疗初创公司，往往需要创始人"一路走到黑"，从最早的研发，到临床试验，到产业化，到市场推广全部搞定。其实，很多创始人是没有产业化经验的，从产品研发，到生产，以及到市场销售的转变，要么需要引入强力外援，要么需要创始人有很强的学习和执行力。

正因为如此，投资人需要对初创公司是否具备建厂能力（这里也非常考验创始人的融资能力）、管控生产制造的能力进行全面评估。

目前，中国已经实施了医药和医械的代理人制度，产品的生产可以委托给第三方具备完善生产资质的工厂，该项政策可以缓解这部分的矛盾，但还是有不少初创企业其实是需要自己建厂生产的，就算委托第三方生产，创业公司也需要有优秀的供应链管理能力。

下面将初创公司的产业化能力细分为 6 个维度进行评估。

（1）工厂建设的难度分析。工厂所在的产业园的地理位置，产业园的管理水平，政策优惠力度，产业链配套水平，对医疗初创企业尤为关键。

（2）批量及标准化生产的难度分析。精准医疗时代，CART 等个性化医疗产品的推出，将持续考验厂家的个性化生产能力。

（3）质控流程是否能保证产品质量。"长生疫苗"事件，充分揭示了医疗公司生产质控的重要性，关乎公司的生死存亡，而对于生产质量的尽调，其实是很多投资人经常忽略的部分。

（4）生产原料来源是否广泛。决定了公司的产能稳定性，以及公司对上游供应商的议价能力。

（5）生产过程是否存在 know-how。生产过程的 know-how 保护，是除了知识产权外，医疗初创公司保证竞争力的另外一个关键点。

（6）有无环保及消防隐患。

4.4.4　渠道（Distribution）

渠道推广能力是医疗初创公司能否实现"自给自足现金流"的核心基础，对于医疗初创企业而言，研发 1~3 年，临床试验 1~3 年，产品拿到市场准入批文后的前两年，也基本在做学术推广，收不到多少钱，而强大的渠道推广能力能够促使公司尽快达到盈亏平衡点。

下面将初创公司的渠道能力细分为 6 个维度进行评估。

（1）临床试验及获得批文的时间。大部分获得风险投资的医疗初创公司，其产品都是三类医疗器械或者是新药，临床试验周期往往较长，中间涉及的不确定因素也较多，对临床试验设计、临床试验地点的选择、试验花费、与监管部门的沟通状态及获得批文时间进行客观评估，对投资时项目的估值定价有着决定性的影响。

（2）临床定价及医保分析。如果是国产替代化的产品，临床定价和医保都相对成熟，问题不会太大。但对于创新产品，无论是进入公立医院的收费目录，还是进入医保，都需要花费较大的力气，因此，投资人需要对产品进入收费目录、进入医保的难度和时点进行评估。

（3）顶级医院做样板的可行性。无论是对医生，还是对于代理商而言，公司产品是否进入了顶级医院并得到充分的认可，都是一个风向标，是产品未来大规模推广的基础和敲门砖。

（4）对代理商的议价能力。由于中国地域广阔，市场层次丰富，利益链复杂，大部分医械和医药公司都是通过代理商进行销售的。如果公司产品对单个医疗机构的销售额较低，市场分散；或者大的代理商掌握很强的渠道资源，公司的产品只占代理商销售额的一小部分，那么公司对于代理商而言，是没有议价能力的，这个时候公司的账期比较长，毛利率偏低，现金流压力较大。

（5）临床学术推广及销售团队分析。初创公司很少能够自己培养市场销售总监，通常都是寻找市面上跨国企业或者国内大型医药上市公司的职业经理人来担任 CMO 和 CSO。评估市场和销售负责人与公司的磨合程度、其以往的经验和资源与公司产品体系的匹配程度、带团队的能力，是评估的关键环节。

（6）销售模式的分析。医疗产品的销售模式多种多样，比如政府集中采购、医院集中采购、销售人员进行密集地推、与别的厂商合作打包到一个更大的产品组合中进行"变现"、toC 端直接销售等，每类销售模式的难易程度都不太一样。投资人应全面评估公司销售模式的可行性及难易程度。

第五章
医疗创业与投资实践的市场布局

5.1 "互联网+医疗"行业的九大市场

近年来，"互联网+医疗"企业在资本的助力下，获得了飞速发展，在
2014—2015 年之间创业公司的数量达到了高峰。2016 年，在资本"寒冬"
的影响下，一大批创业公司走向没落，再想要进入这个领域已经非常困难，
该行业门槛和融资难度明显提高。

下面将对 2011 年以来成立的"互联网+医疗"企业的投融资数据和创始
人背景进行了全面的梳理，并统计了该领域的成立企业数量和投融资金额。
我们拆解了该领域的细分行业，剖析了存活的 467 家企业创始人的背景。

目前中国"互联网+医疗"的商业模式主要面向四个群体：医院、医
生护士、医药企业和患者，他们是最有可能在这场商业活动中进行付费的
群体。

患者为诊疗服务、硬件产品和药品付费；医院为 HIS、FIS 系统、医疗
器械付费；医疗机构向提供产品的企业付费；医生护士对移动医疗平台或
App 为其提供的学术参考资料付费。

围绕着付费方，我们将"互联网+医疗"行业分为九大细分领域，分别
是寻医诊疗、健康保健、专科服务、生物技术、医药电商、医生服务、医

疗信息化、医疗健康硬件和医疗综合服务。

下面来看九大领域在过去五年的表现，尤其是不同背景的创业者的表现。

1. 寻医诊疗：互联网人领跑医疗市场

寻医诊疗是"互联网＋医疗"行业中最热门的细分领域，也是行业和用户最关注的痛点。从企业发展状况来看，寻医诊疗是进入 B 轮以后企业数量最多的细分领域，总的融资额达到了 9.694 5 亿美元。他们针对的是最大面积用户关注的诊疗环节。如图 5-1 所示。

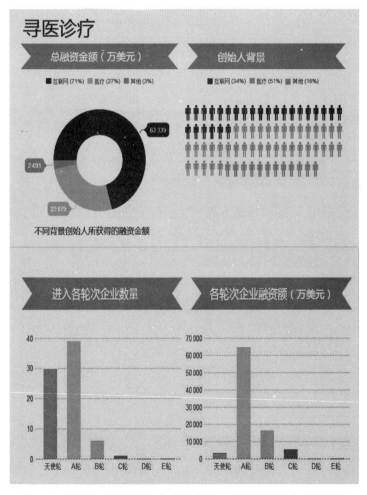

图 5-1　寻医诊疗以及进入各创业轮次企业的数量及企业融资额

进入到该领域的企业数量多，背景复杂。其中医疗背景的人占多数，但是从融资的额度来说，互联网人却占绝对的优势。这和寻医诊疗最为市场化、用户数量高有直接的关系。医疗背景的创始人能拿到更多的医院和医生的资源，在初期的平台搭建中，这类资源非常重要。但是，想要做成千万级甚至是亿级的用户，在产品打造方面，还是互联网背景的人更占优势。例如，亿万级的医患沟通平台和多通道视频在线远程诊断服务，就能把很多企业挡在门外。而海量用户背后，是通过融资竞赛模式去抢用户、买用户，对医生、医院等线下医疗资源进行抢夺，这都是医疗出身的创始人不太熟悉的模式。另外，寻医诊疗的产品对医疗专业知识的要求不高，在厘清业务逻辑和运营模式后，互联网人的起步要快很多。

创立于 2011 年的春雨医生已经在 2014 年进入 C 轮，成为行业巨头。微医更是走向了 E 轮，融资超过 3 亿美元，同时还有寻药问药、平安好医生、好大夫等，这也让寻医问诊成为市场认知度最高的领域。它们现在都有一个共同的需求，就是找到更好的商业变现办法。

2. 健康保健：和 TMT 领域最为接近

健康保健领域是发展得最早的"互联网 + 医疗"产业，已经有两家走到了 E 轮，分别是美柚经期助手和大姨吗。该领域针对的用户规模最大，健康和亚健康人群都是目标客户，活跃度和留存率比较高。因为部分健身、运动、保健等应用对医疗专业的门槛要求比较低，所以互联网背景的创始人很容易切入，数量和融资额度都是医疗背景的创始人的两倍左右。如图 5-2 所示。

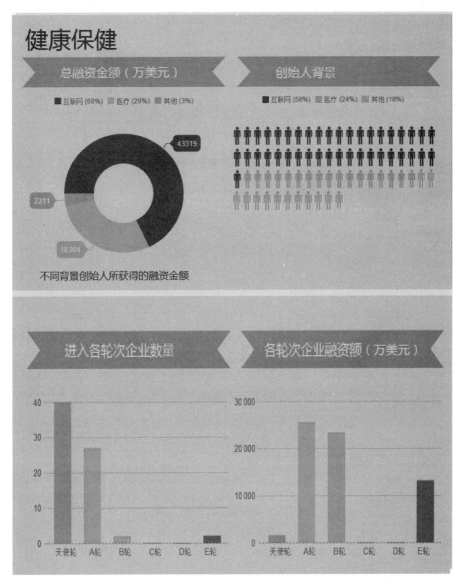

图 5-2　健康保健以及进入各创业轮次企业的数量及企业融资额

3. 专科服务：互联网人切入轻医疗

专科服务其实也是寻医诊疗大类别中的一种，但是它的专业性更强，只针对一种类型的疾病做服务。所以，进入这个行业的企业，创始人需要专业的医疗专科背景。如图 5-3 所示。

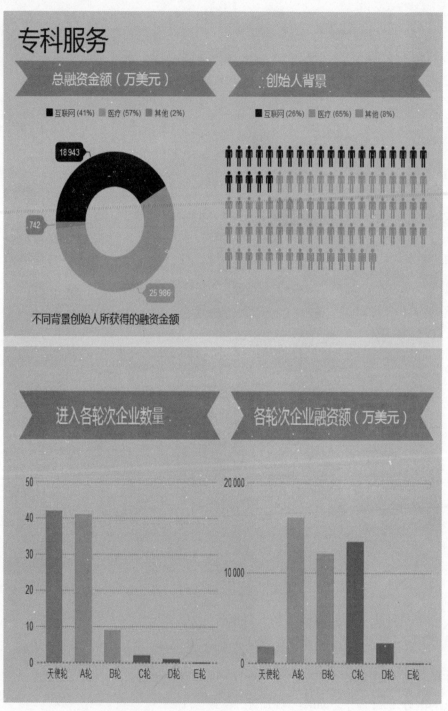

专科服务

总融资金额（万美元）

■ 互联网 (41%)　■ 医疗 (57%)　■ 其他 (2%)

18 943

742

25 986

不同背景创始人所获得的融资金额

创始人背景

■ 互联网 (26%)　■ 医疗 (65%)　■ 其他 (8%)

进入各轮次企业数量

各轮次企业融资额（万美元）

图 5-3　专科服务以及进入各创业轮次企业的数量及企业融资额

　　而互联网人只能切入糖尿病为主的慢性病管理以及医美行业。进入肿瘤科、牙科、肝病、儿科等寻医诊疗的专科领域的人，毫无例外都是相应的科班出身，把互联网人排斥在外。目前，专注于肿瘤精准医疗领域的思路迪已经走到了 D 轮，获得 2 212 万美元的融资。

　　下面再把专科服务的各种类别进行细分，肿瘤专科、牙科、儿科和医美是四个参与企业最多的行业。肿瘤、牙科、儿科，一般是以专科的诊疗为主，医疗技术门槛要求其创始人熟悉医疗专科的专业技术，所以创始人几乎是清一色的医疗行业背景。而互联网人只能参与到门槛较低的慢病管理和医疗美容行业。

　　肿瘤专科的"互联网＋医疗"企业，大多数是以肿瘤基因检测和靶向分析为主。这个领域的患病人群多，治疗金额大，整体肿瘤医疗的市场容量已经达到 3 000 亿～4 000 亿元人民币。整个肿瘤产业链最具价值的环节包括早期筛查和诊断、精准治疗以及后期的保健，在 2016 年下半年我们统计的这 22 家肿瘤专业企业，就有 2 家在早诊领域，13 家在精准治疗领域，4 家做后期保健和病友社区，2 家做肿瘤大数据研究。如图 5-4 所示。

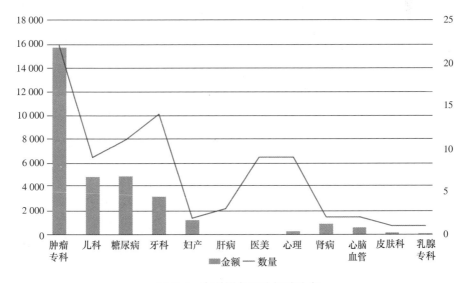

图 5-4　专科服务细分领域分布

在牙科领域，14家企业中有接近一半的企业都是线下牙科诊所的O2O应用，或者口腔行业的器械商城、医生工具等，专业性不言而喻。在糖尿病、肾病、肝病等慢病专科中，主要面向C端用户，通过App跟踪病情、医患交流进行慢病管理。特别是糖尿病领域，目前尚无法根治，一朝诊断，终生治疗，有必要对患者进行长期、深度的支持和干预，"慢病管理"成为刚需。在我们统计的医疗健康硬件领域中，也有不少企业和糖尿病相关，通过智能血糖仪等硬件切入这个市场。

4. 生物技术：高技术、高资本门槛

在生物技术领域，无论是基因检测还是生物医药开发，高门槛的技术要求，使得企业创始人几乎都来自医疗领域，而且投资额相对较高。如图5-5所示。

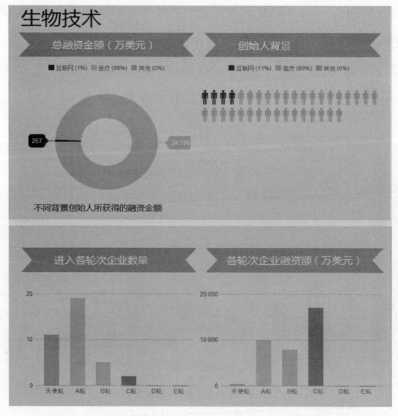

图 5-5　生物技术以及进入各创业轮次企业的数量及企业融资额

在生物技术领域中，和基因检测、基因测序相关的企业在 35 家中占了 23 家，从侧面反映了基因检测市场的火爆，以及未来潜力很大。精准医疗已经引起了全球的重视，而基因检测作为精准医疗的一个分支，拥有非常广阔的市场空间。

审视我国当前的基因检测市场，按照门槛的高低，总体上可以从以下三个层面来看，一是面向消费者，建立渠道采集样本；二是购买设备，建立技术检测能力；三是数据存储和分析解读。因此，基因检测企业也分成两类，一类面向个人消费者提供基因检测及延伸服务，进行祖源分析、营养代谢、天赋基因、遗传性疾病分析等，占基因检测企业的 40%，另一类则面向 B 端用户，提供基因检测技术支持和云端信息服务。

5. 医药电商：医药 toB 成为主流

医药电商其实也是电商的一种，在技术手段的实现上和其他电商平台没有什么区别。但是，为什么在创始人数量差不多的情况下，医疗背景的创始人能找到更多的投资呢？原因就是药品的特殊性，监管严，门槛高。相关的资格证书很难获得，受政策影响大。如图 5-6 所示。

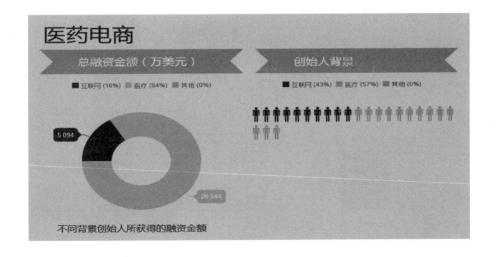

图 5-6　医药电商以及进入各创业轮次企业的数量及企业融资额

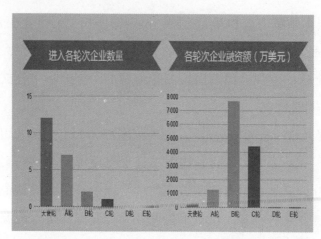

图 5-6　医药电商以及进入各创业轮次企业的数量及企业融资额（续）

医药电商分成四种类型：第一是自营医药 B2C ；第二是自营医药 B2B ；第三是医药 O2O ；第四是平台医药 B2C。其中第四种主要是成熟的大型电商平台，比如天猫、1 号店。而第二种 B2B 平台最多，占我们统计 23 家中的 12 家，O2O 平台则有 4 家，但是融资额度远高于其他类别的企业。如图 5-7 所示。

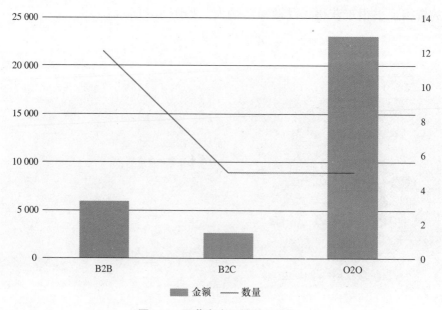

图 5-7　医药电商细分领域分布

而在医药电商中，医疗器械占了 5 家，其余 19 家为药品。器械销售主要是针对 B 端用户，个人消费者很难接触到。

6. 医生服务：医生背景创业占优势

诊疗是一个相对专业化的过程，所以，使用专业化的数字工具来帮助医生，提升诊疗过程的效率和准确性是非常有必要的。而且在医生的一生中需要不停地学习和晋级，交流和学习也必不可少。正因为诊疗过程非常专业，所以往往医疗背景的创始人更懂医生们需要什么、如何才能提升诊疗效率、如何才能学到更多的知识。医疗背景的创始人设计的医生工具产品更能够切中用户的痛点，所以获得投资人的青睐也更明显，70% 以上的投资都被他们拿走了。如图 5-8 所示。

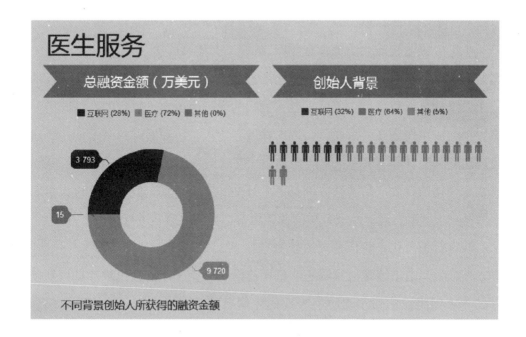

图 5-8　医生服务以及进入各创业轮次企业的数量及企业融资额

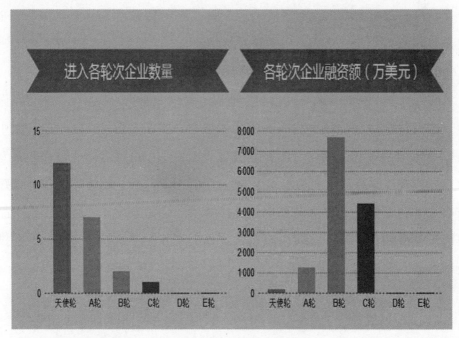

图 5-8　医生服务以及进入各创业轮次企业的数量及企业融资额（续）

在医生服务领域中，医联走到了 B 轮，杏树林走到了 C 轮，这两家公司成为这个领域的佼佼者，它们两家占了整个行业的投资额的 63%。医联的创始人是一名口腔医生，通过自己在美国的学习经历，了解到国外的同类型医生社交应用而创办了医联。而杏树林的创始人是协和医院的医学博士，通过病历夹、医口袋等医生工具应用切入"互联网＋医疗"，获得了 C 轮融资。这两家公司前期的产品属性分别是医生社交和医生工具，但是在获得大量医生资源和大额融资后，两家公司的业务也都在互相渗透并进行转型。

7. 医疗信息化：仍旧是老家伙当家

和金融、电信等其他领域的信息化建设一样，医疗信息化对计算机软硬件技术、网络通信和移动通信等现代化信息技术要求较高。参与医疗信息化建设的一般是 IT 技术公司，更需要的是强大的互联网技术能力，在厘清医疗机构的业务逻辑之后，开发出各种支持和服务的信息系统。所以，参与这个行业的互联网人较多。但是医疗信息化并不仅仅是 HIS 系统，还有基因大数据分析、医学数据分析、医疗影像云存储和数据分析等细分领域，这些领域的创始人以医疗背景居多。如图5-9所示。

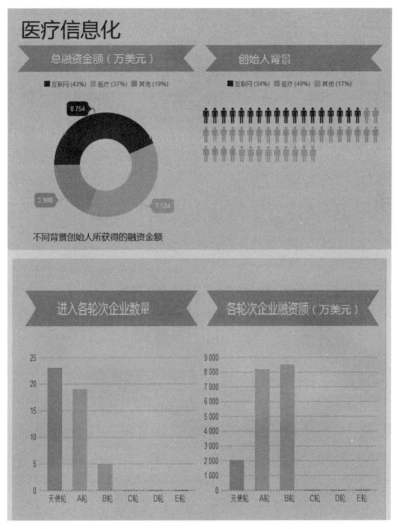

图 5-9　医疗信息以及进入各创业轮次企业的数量及企业融资额

2016年8月，医疗信息化领域曾出现过一个行业内最大的收购案例，就是深天地A 55亿元人民币收购友德医和盈医通，它们分别聚焦互联网医疗信息平台开发和线下体检、健康管理服务，但是该收购案由于遭遇监管政策变化而折戟。这次收购虽然失败，但是也从侧面看出信息化建设在

"互联网＋医疗"领域的基础作用非常重要。

目前，医疗信息化领域更多的大事件来自于老牌医疗信息化公司的转型，这也是一个典型的重资源、重经验的领域。

8. 医疗健康硬件：周期长、发展曲折

目前，该行业的创始人背景是最复杂的，各种行业领域都有。传统意义上的智能硬件，可能会涉及一些计步、卡路里、心跳测试等功能，但是要想和医疗沾边，必须要有高度的责任感，毕竟是作为医疗产品，测试数据和质量一定要达标。企业可能看到了智能硬件的方向，却很容易忽略医疗的本质。如图 5-10 所示。

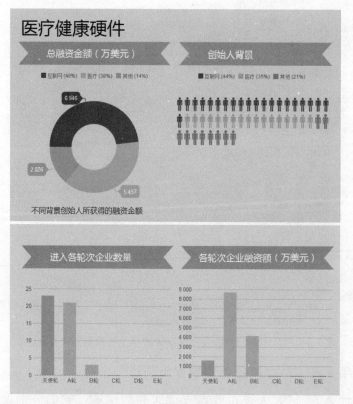

图 5-10　医疗健康硬件以及进入各创业轮次企业的数量及企业融资额

这是一个很容易产生死亡企业的领域，漫长的开发周期、高额的试错成本，让小玩家很难在这个领域立足。医疗健康硬件融资额达到 2 500 万美元

以上的分别是 iHealth 和有品，iHealth 拥有传统医疗设备的制造背景，再加上小米互联网基因的加入，两者的强强联合使其有机会成为医疗健康硬件行业的标杆。

9. 医疗综合服务：医疗背景创始人是统一标签

在医疗综合服务领域中，医生集团就占了九家，很显然，医疗背景是他们的统一标签。医生集团对互联网的结合度没有其他类型"互联网＋医疗"企业这么高，大部分是在网络上进行宣传和导流，在互联网产品开发方面目前并不突出。如图 5-11 所示。

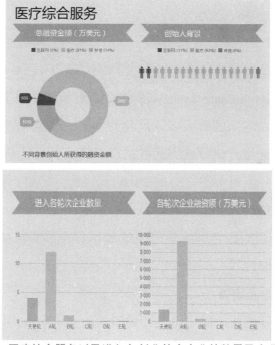

图 5-11　医疗综合服务以及进入各创业轮次企业的数量及企业融资额

以上分析了九大细分领域的企业背景和融资情况、创始人背景。从企业成功的概率来看，市场上关于"互联网＋医疗"还是"医疗＋互联网"的争议是有道理的，不同的创始人背景，决定了企业的发展基因，有着非常不一样的发展轨道和走势。

在轻医疗领域，互联网人的优势较为明显，做大用户和大市场的概率更高。而在重医疗、重技术的消费化医疗方面，也同样有很多的市场机会。

5.2　中国药企"走出去"细分市场机会

5.2.1　细分行业

心脑血管疾病药物

随着中国老龄化、城镇化和经济的发展，心脑血管疾病在人口中的发病率越来越高，已经成为居民死亡的主要原因之一。因此，心脑血管方面的投资一直是跨境并购的热点。

2013 年至 2015 年 8 月，每年都有海外心脑血管药物相关的公司被中国收购方收购，涉及交易 5 起，交易额约 18 亿美元。其中包括复星集团收购 Gland Pharma，Gland Pharma 的主要产品之一肝素钠是用于治疗心脑血管疾病的重要原料药。未来随着人口老龄化的加重，心脑血管疾病领域将继续吸引投资。一方面生产治疗此类病症的原料药以及后续药物的药企将得到持续的青睐。另一方面由于心脑血管疾病是慢病，需要长期的会诊和治疗，有助于医患之间的沟通和复诊的远程诊疗系统将受到更多的关注。如 2015 年，上海九川投资对以色列一家开发远程医疗会诊系统的公司进行并购，即是出于这种考虑。

癌症治疗药物及设备

癌症，同样是威胁中国居民生命健康的重大疾病。2013 年至 2016 年 8 月，有关这方面的跨境并购从开始的癌症治疗药物过渡到癌症治疗设备和癌症医疗服务机构。其中，质子放射疗法作为治疗癌症的新手段，将受到更多的关注。据了解，2018 年在国内质子治疗中心（医院）已经建成的有两家，正在建设的有 10 家。届时质子放射仪器将迎来更大的需求。

糖尿病药物和设备

根据世界卫生组织 2016 年的报告，中国约有糖尿病患者 1.1 亿人，约占成年人总数的 10%，并预计该数字将在 2040 年增至 1.5 亿人。药物方面，被复星集团收购的 Gland Pharma 公司的主打产品重组人胰岛素主要用于治疗糖尿病。三诺生物更是在血糖监测仪器以及血糖检测试剂领域对境外公司大举并购。随着糖尿病管理的需求上升，血糖仪渗透率的提高，血糖仪以及配套的试纸需求将会变大。目前国内血糖仪市场主要由强生、罗氏、三诺生物以及北京怡成占有。

营养保健品

随着人们对个人健康越发重视，营养保健品的消费量不断增多。2014年以来，对于海外营养保健品公司的收购累计金额已经达到 16 亿美元。其中，最大的是合生元收购澳大利亚 Swisse Wellness。收购后第一个半年，Swisse Wellness 对合生元的收入贡献超过 40%。

体外诊断

随着生物技术的发展，体外诊断产品提高了病症诊断的效率和准确性。2013 年至 2016 年 8 月期间，有关体外诊断的海外并购达到了 10 起。相关产品针对的病症包括艾滋病、肝病、癌症、心脑血管疾病等，基因检测也是并购方关注的领域。随着精准医疗概念的提出，在诊断方面更加高效的产品将会受到更多的青睐。

仿制药

随着专利药批量到期，仿制药市场将迎来发展的机遇。另外，仿制药的一致性评价对药企的仿制药研发水平提出了更高的要求。国内药企可以通过收购国外仿制药企业提高自身技术水平，更好地在仿制药市场中部署。2016 年 7 月，复星集团收购了印度仿制药企业 Gland Pharma。2016 年 3 月，人福医药收购了美国仿制药企业 Epic Pharma 和 Epic RE Holdco。

海外医院

国家政策鼓励社会办医，刺激了中国买家对海外医院的并购。2015 年发布的《全国医疗卫生服务体系规划纲要》指出，鼓励社会力量与公立医院共同创办新的非营利性医疗机构，参与公立医院改制重组，支持发展专业性医院管理集团，放宽中外合资、合作办医条件。2013 年至 2016 年 8 月，已有 11 笔交易和收购海外医院相关，涉及金额约 30 亿美元。其中大致可以分为主攻肿瘤和心脑血管治疗的医院、眼科医院、整形美容医院等，定位为中高端医疗服务。收购海外医院的原因有三。一是国内医疗资源不均，同时国家政策更加宽松，目前重大疾病病患主要由国内公立三甲医院提供服务，但是医疗资源有限而病患众多，导致医院超负荷运营，病患也得不到个性化的医疗服务。在这样的背景下，海外医院品牌可以提供更多个性化的服务，还可以进行海外转诊。二是国内私立医院管理体系还不成熟，通过收购，可以借鉴先进的医院管理体系和运营模式。三是可以引进国外先进的医疗技术和服务。目前越来越多人选择到海外就医，收购方通过并购，可以快速地立足于新的市场环境，满足更加旺盛的医疗需求。未来在更加宽松的政策环境下以及更大的中高端医疗需求下，对海外私立医院的并购将持续保持热度。

医疗信息技术

"互联网+"概念的提出，加快了信息技术在医疗行业的应用，中国买家在这个领域里面也开始了对外的并购。被并购公司主要的产品包括远程会诊系统、医疗数据传输通信服务、医疗数据平台软件、药房自动化产品等。这些公司的产品主要是针对提高医疗管理效率、方便医患沟通以及加快劳动性工作的自动化等。根据德勤研究报告，目前国内健康管理的系统还不够成熟，在病患信息方面，以美国为例的发达国家已经有很成熟的系统，能够实现病患信息在医院间的转移。而国内，目前病患信息主要集中在公立医院，同时公立医院之间信息不可连通转移。公共部门方面，上海市有目的地将各医院的病患数据收集和整合，建成了信息平台，但信息再利用的程度低。我们认为，病患就医前的预约、就诊方式和诊后的取药、病历记录、复诊安排等流程，都可通过信息技术提高效率。虽然医疗信息化的进程有各种障碍，但信息化和统一的信息管理依然是发展方向，未来有关医疗信息技术公司的并购将日益频繁。

5.2.2　重点市场分析

澳大利亚

2015年6月，中国与澳大利亚正式签订了《中国—澳大利亚自由贸易协定》，并于2015年12月生效。其中，关于投资的章节提到中澳两国在投资方面给予双方国民待遇和最惠国待遇。在商务部投资促进事务局与德勤中国共同发布的《2016中国医药健康产业投资促进报告》中海外并购的样本中对澳大利亚企业的并购共七起，涉及被收购公司五家，累计金额约36亿美元。这些交易全部发生在2015年6月之后，金额占到2015年和2016年全部交易金额的31%。被收购的澳大利亚公司有营养保健品公司Vitaco和Swisse Wellness、眼科医院Vision Eye Institute以及大型医院Healthe Care和Genesis Care。Healthe Care主要提供骨科、心血管、精神神经、肿瘤、康复、妇产以及综合医学服务，Genesis Care主要提供肿瘤和心血管医疗服务。营养保健品在澳大利亚被归类为治疗性产品，受到严格的规范和监管，因此产品的质量在行业里领先，深受消费者欢迎。样本中被收购的医院也是澳大利亚规模比较大的医院。

美国

美国一直以来都是中国海外并购的热门目的地，主要是因为美国企业的技术水平高、美国经济向好以及良好的估值预期。2013年至2016年8月，对美国企业发生在生命健康领域的并购共有24起，平均每年六起，涉及金额约31亿美元。被收购的公司分布在不同领域，包括非制药类的治疗癌症的质子放射治疗设备、基因分析、血糖仪、体外诊断、手术设备、医疗数据平台以及制药类的仿制药、营养保健品、生物大分子药物等。同时，美国也是中国对外直接投资的主要目的地，主要在美国设立研发部门。根据投资方的描述，他们看中美国的主要是人才获得的容易程度以及科研环境。美国在癌症治疗、先进医疗设备，还有医药研发方面，都是世界领先，未来投资美国的热度还会保持。但美国监管部门的态度会对并购和投资的可操作性产生直接影响。

韩国

随着经济发展和消费的提高，越来越多的人对自己的外表更加关注，不少人会选择整容。韩国的整形美容产业成熟、技术高，吸引了很多中国旅客到韩国进行手术。同时，中国国内的整形美容需求也越来越大，吸引了不少国内的企业。2015 年 12 月，绿叶医疗收购了韩国的 JC Health（一家韩国的高端医疗管理公司），该公司是 Ellium 品牌的持有者，专为妇产科、儿科以及整形美容等专科领域提供医院经营管理服务，并经营产后调理医院。2016 年，苏宁环球收购韩国 ID Health Industry（一家面部整形医院），它在脸骨整形的技术领域有较高的知名度，是全球拥有脸部手术案例最多的机构。这些收购的逻辑都是看准了韩国的技术和中国的市场。随着中国资本纷纷进入，在韩国医疗美容方面的收购将越来越多。

以色列

以色列是美国之外，另一个，以发达的科技吸引中国投资者的国家。2013 年至 2016 年 8 月，对以色列企业在生命健康领域的并购发生八起，涉及金额超过 6 亿美元。收购涉及的产品技术包括远程医疗会诊、专业护理服务、手术器械、激光美容器械等。

5.2.3 "走出去"之后的整合及管理

中国医疗和制药企业在通过并购或者直接投资"走出去"之后，需要对公司治理结构、当地政策法规以及产品生产标准三个方面进行调整，以求发挥最大的协同效应。第一，需要思考收购后对被收购方的公司管理人员的安排，是保留原班人马还是另有安排，在干预公司策略上应该如何把握，两家公司的策略如何有机地保持一致。第二，跨境投资需要充分了解不同地方公司和行业的法律规定，充分运用政策给予的优惠以及避免违规。第三，两地在生产药物、医疗设备以及提供医疗服务上由于规定不一，标准也会不同。并购后，公司应思考如何处理由于生产标准不一带来的对成本和效率的冲击。

近几年，中国企业通过并购走出去的活动越来越活跃。但根据德勤研究发现，目前通过并购方式"走出去"的企业还是以类似财务投资的方式买进海外公司为主，两家公司在运营上相对独立。在过往并购中，中方买家很少将被收购方的管理层替换或者对其公司战略做出很大的变动。并购后没有进行深度的整合而是保持相对独立的原因主要是：技术上，被收购方的管理层通常都是在该领域里面很尖端的人才，对行业的了解和把握往往比收购方要深。此外，收购方提出收购的原因也决定了并购后会进行怎么样的整合。除了技术的获取之外，收购方进行海外并购的原因之一还有人民币下行以及国内优质目标估值偏高的背景下，海外资产有很大的吸引力。出于这个理由进行海外并购的买家在收购后会选择保持被收购公司的独立性，并把在中国的经营主动权给被收购方。如泰禾作为国内的房地产商，为了使收入渠道多样化进军医疗行业。在 2016 年 3 月收购了美国 Alliance后，医疗服务中国市场的经营由 Alliance 支持。

虽然，中国医疗企业"走出去"之后的整合还处于很浅层的阶段，我们依然能发现某些收购方在积极地进行全球多方位的布局，将收购后的产品整合到自己的产品线上。如复星收购中美互利后的和睦家医疗和其健康保险业务上的合作，再加上和外国合作成立的星堡老年服务，可以看到，复星产品线的上下游既有本土的，也有海外的，两者串成一条链。

5.2.4　"走出去"的风险和分析

中国企业通过"走出去"实现公司战略时，会面临各阶段多方面的风险，以并购为例，按照时间顺序可以分为"并购前""并购中""并购后"。

并购前的风险：估值风险、法律风险

并购能够给收购方带来协同效应实现公司增长，是建立在合理估值的基础上的。如果在并购前不能进行合理的估值和全面的财务分析，导致最终交易价格过高，将会对收购方带来沉重的财务负担。目前，国内外生命健康行业并购活跃，很多公司的估值已经脱离合理范围。对于收购方来说，即使并购后成功地整合和运营，也需要很长一段时间才能达到预期，实现回本。

此外，在并购前，交易还有法律上的风险。这方面的风险大多来源于交易行为违反目标国的法律、法规，因此，导致的结果可能使交易成本增加、时间延长甚至交易失败。例如，如果收购标的为上市公司，交易行为将受到证券法的监管，风险如信息披露没能按照证券法进行、没能遵守收购规则或者收购标的利用法律进行反收购。

另外，反垄断法也是同行间并购交易的一大阻碍。据德勤研究发现，中国在生命健康行业里的海外并购有并购海外大公司的趋势，未来交易或会受到这类法律的限制。

并购中的风险：政治风险、财务风险

政治风险包括收购标的东道国的政府干预，中国企业发展壮大后通过海外并购走进国际市场。但在某些行业，特别是高科技领域，以美国为代表的西方国家经常会以国家安全为由干预交易，导致最终交易终止。生命健康行业作为重要的产业，中国收购方在海外并购时可能会受到阻挠。并购中的风险还有例如汇率和融资方面的财务风险。当前国际经济表现不稳定，金融市场经常处于剧烈波动之中。其中，汇率的波动将在很大程度上影响到海外并购的成本，如英国脱欧事件导致英镑巨幅贬值，又或者是美元随着美国加息升值，如果中国收购方在事件发生前后没有做好相应的防范措施，将会为交易付出更高的成本，或者在并购后折回本国货币后的利润减少。

并购后的风险：整合风险、人才风险

并购之后的两家企业在企业文化整合以及人才的保留方面也会产生风险，这种风险会影响公司未来发展的整体战略。首先是企业文化，企业文化影响着公司员工的思维方式以及价值观。中国企业和海外公司不管在生活文化或者是企业文化上都会有较大的差异，这种差异可能会导致并购后两家公司员工的合作不顺利，甚至起冲突，这将有损合并后公司的整体利益。其次，公司的规则制度以及生产标准在两个国家可能不一样，并购后，如果不进行研究和调整，将会影响产品在不同市场上的适应性以及合规性。最后，并购对两家公司的员工产生的冲击是巨大的，在公司文化的整合和改变中有的人才会选择退出。因此，如何保留人才和整合双方人才也是公司并购后的一大难题。

风险的应对措施

首先，进行科学的决策，避免盲目的收购和扩张。在财务和估值方面，聘请专业的投资银行等金融机构进行估值。做好估值前的尽职调查和信息的披露，合理确定目标的收购价格。运用合适的金融工具（如远期汇率）锁定，规避汇率风险。此外，可以充分利用多种融资渠道，减少融资成本。

其次，在法律和政策方面，认真研究当地法律法规。相关法律包括并购前的证券法、公司法、反垄断法以及并购后的劳工方面、知识产权方面的法律。在企业不熟悉当地法律法规的情况下，可以聘请专业的法律事务机构。通过严格遵循法律规定进行信息的披露和交易，将会加快交易的进度，减少时间和法律上的成本。同时，积极与投资目的国进行沟通，评估好交易涉及的政治风险，安排好收购后的管理、持股以及生产，从而减少当地政府的顾虑。

最后，并购后的整合，需要有详细的安排和计划。在明确交易目的后，就需要有相应的整合方面的安排。如目前大部分的并购还是以财务投资为主，在这种情况下，就不适宜过多地干涉被收购方的公司管理。有的收购方本身是行业外的企业，而被收购方则是领域的专家，这时需要通过积极的沟通和计划制定合并后的发展战略。对于战略投资，要提早做好整合规划，避免整合太晚导致公司内部人才流失以及公司外部顾客流失。应该充分了解被收购方经营环境以及两家公司之间的文化差异，进行切合实际的调整和改变，实现双方的高效合作。应该避免单方面规划整合和实施。

延伸阅读—制药行业投资案例

案例一

2016 年 7 月，复星公告拟以 12.6 亿美元的价格收购印度注射药剂企业 Gland Pharma 86.08% 的股份。Gland Pharma 成立于 1978 年，总部位于印度海德拉巴，主要从事注射剂药品的生产制造业务。

Gland Pharma 是印度第一家获得美国 FDA 批准的注射剂药品生产制造企业，并获得全球各大法规市场的药品生产质量管理规范（GMP）认证，其业务收入主要来自于美国和欧洲。Gland Pharma 目前主要通过共同开发、引进许可，为全球各大型制药公司提供注射剂仿制药品的生产制造服务等。作为少数专业从事生产制造注射剂药品的公司之一，Gland Pharma 在印度市场同类公司中处于领先地位。Gland Pharma 的主要产品有肝素钠、伊诺肝素钠注射液、罗库溴铵注射液以及万古霉素等。其销量在全球同类产品中所占比重较大。复星认为此次交易将有助于推进复星医药药品制造业务的产业升级、加速国际化进程、提升在注射剂市场的占有率。同时，复星医药将借助 Gland Pharma 自身的研发能力及印度市场特有的仿制药政策优势，嫁接复星医药已有的生物医药创新研发能力，实现产品线的整合及协同，积极开拓印度及其他市场的业务，从而扩大药品制造与研发业务的规模。

案例二

科瑞集团在 2016 年 5 月以 11.97 亿美元的价格收购全球领先的英国血浆制品企业 BPL。

BPL 公司总部设在英格兰赫特福德郡埃尔斯特里，是一家有着 60 多年经验、英国唯一、全球前十的血浆制品企业，生产用于治疗免疫缺陷、凝血障碍和重症护理的三大类共 14 种血浆制品，目前血浆加工能力约为 650 吨/年。其美国分部拥有 34 个美国浆站，采浆量约 2 000 吨/年，位居全球前五，是全球最大的第三方血浆供应商，除供 BPL 加工之外，还向 Biotest 等血浆制品企业提供原料血浆和特免血浆。科瑞集团是 A 股上市公司上海莱士的实际控股股东之一。彭博新闻社○ 称科瑞集团计划将持有的 BPL 资产注入上海莱士。注资完成后，通过国际、国内资源整合，面向国际、国内两个市场，上海莱士每年采浆量或将很快超过 3 000 吨。科瑞集团将向 BPL 追加 1 亿英镑投资，支持其扩大产能、开发新产品和开拓新市场。

案例三

广州合生元在 2015 年 9 月以约 9.92 亿美元的价格收购澳大利亚保健品公司 Swisse Wellness 83% 的股份，并于 2016 年 7 月提出收购剩余部分。

广州合生元是国内母婴健康产品企业，主要产品为益生菌保健品和婴儿奶粉。而 Swisse 的主要业务为在澳洲及新西兰研究、制造及分销维生素及营养补充品。Swisse 为澳洲维生素、草药、矿物补充品方面的市场领导者之一，市场占有率超过 18.0%。广州合生元通过此次并购补充的产品线，使收入来源和产品更加多元化。据广州合生元 2016 年中期报告显示，并购前的 2015 年前 6 个月，婴幼儿配方奶粉占公司收入来源的 86.5%。并购

○ 彭博新闻社是全球最大的财经资讯公司，其前身是美国创新市场系统公司。彭博新闻社是一个经济资讯的平台，世界各地的用户利用其来交换资讯，它也提供权威性的经济评论及观点。

后的 2016 年前 6 个月，新添加的产品分类"成人营养及护理用品"占公司收入的 42.7%，婴幼儿配方奶粉占 48.5%。

延伸阅读—医疗行业投资案例

案例一

2016 年 7 月，华润集团发公告与麦格理资本联合收购澳大利亚最大癌症放疗与心脏病治疗服务公司 Genesis Care，涉及金额高达 13 亿美元。

Genesis Care 在澳大利亚拥有 27 家癌症治疗中心、10 家大型心脏病中心和 70 家小型心脏病中心。该公司同时还是英国和西班牙最大的私人癌症护理中心。华润集团表示将帮助 Genesis Care 开发中国市场，并帮助 Genesis Care 的领导团队推进公司的全球业务拓展计划。

案例二

2015 年 12 月，绿叶医疗以 6.86 亿美元的价格收购澳大利亚最大私立医院之一 Healthe Care。

Healthe Care 的 17 家医院包括三级医院、精神健康、专科和地区医院四大类。优势专科涉及骨科、心血管、精神神经、肿瘤、康复、妇产以及综合医学服务等领域，拥有顶尖的诊疗技术和设备、高水平的专业医师，提供隔夜手术和日内手术，在骨科和精神健康等领域提供创新的疗法，并为术后、损伤以及心脏和脑中风患者提供专业的康复服务。

绿叶集团，始创于 1994 年，以"专业技术服务于人类健康"为使命，致力于健康领域的投资和产业发展，中国总部位于上海，国际总部在新加坡，旗下拥有绿叶制药、绿叶医疗、绿叶投资三大业务板块。绿叶集团于 2011 年开始医疗产业的探索，2013 年正式成立了医疗产业事业部，并迅速在全国范围进行医疗事业的拓展。目前，绿叶医疗已和韩国、新加坡等多个国际知名医疗专科品牌合作，在上海、重庆、烟台、武汉等城市建立了自己的医疗事业发展网络。未来还规划搭建心血管中心、骨科中心及抗肿瘤中心等治疗性专科平台，并逐步在全国重点城市构建医疗综合体，努力建设国际一流的医学医疗中心。

绿叶公司高层表示，此次国际化收购对绿叶医疗集团未来新业务的开拓和增长有着极其重要的意义，将有力促进绿叶医疗在中国市场的事业发展。此次国际化收购是绿叶医疗全球化战略布局迈出的重要一步。绿叶医疗将与Healthe Care 强强联手，依托澳洲重点专科技术和经验，建设符合中国特色的面向中国中高端客户人群的高端医院模型，未来绿叶医疗主要涉及的诊疗领域有骨科、肿瘤科、心血管内科、神经科、日间手术中心等。

案例三

2016 年 3 月，泰禾投资收购美国 Alliance Health Care Services；报价 6.42 亿美元。

标的公司是全美领先的外包医疗健康服务提供商，服务于全美医院及医疗机构。该公司主要运营独立于医院及医疗机构的放射门诊、肿瘤治疗和介入服务诊所，以及移动治疗中心（ASC）。公司通过下属的影像部门、肿瘤放疗部门、介入治疗部门，为患者提供放射诊断、肿瘤放疗以及介入和疼痛管理等医疗服务。该公司是全美最大的移动影像诊断服务提供商、行业领先的医院驻点影像服务商以及全美领先的立体定向放射外科提供商。

泰禾投资的总资产超过 130 亿美元，涉及房地产开发、金融、证券、生物医药等领域。此前，泰禾投资已经收购了福建汇天生物制药公司，此次收购后，将有助于在中国内地和海外市场进一步扩大在医疗领域的业务发展。除助力巩固该公司在美国医疗市场的地位外，还将有助于该公司进军中国医疗领域，把优秀的放射及肿瘤治疗服务带到中国，为中国患者提供国际领先的医疗服务，同时致力于提高中国的医疗水平。目前，双方正在进一步洽谈和推进与中国相关城市知名医院合作事宜。

5.3 中国对外直接投资和地区分布

5.3.1 医药行业的对外直接投资与并购

中国企业对海外医药行业的直接投资呈现快速上涨的趋势，从 2013 年的 2 900 万美元升到 2015 年的 1.9 亿美元，合计 3.63 亿美元。⊖ 单个项目平均规模增加明显，可以看出中国药企对外投资的战略。从地理分布上看，美国和欧洲一直是热门地区，同时在很多发展中国家也有直接投资。从投资活动来看，大多数投资都用于海外设厂生产，其余的还有市场推广、研发以及建立海外总部。另外，中国制药行业的对外并购较前几年活跃，价量齐升。

医药行业的对外直接投资

投资金额扩大，是对外直接投资的一个特点。2015 年及以后，有六个投资项目单笔数额超过 3 000 万美元，其中三个是设厂，三个是研发投资。在发展中国家设厂方面，最大的投资项目是由武汉人福医药向埃塞俄比亚投资 8 000 万美元设厂，还有四川科伦医药在哈萨克斯坦 5 000 万美元的投资设厂，以及内蒙古金宇生物在纳米比亚 3 110 万美元的投资设厂。其他三个超过 3 000 万美元的投资都投向了美国，用于研发活动。投资方分别是昆药集团、方达医药和尚华医药。如图 5-12 所示。

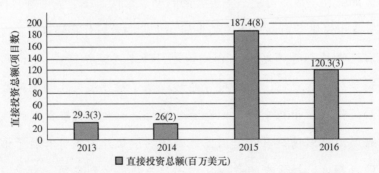

图 5-12　2013 年至 2016 年 6 月医药行业对外直接投资情况

⊖《药企投资态度更谨慎 只在靠谱项目上下重注》，http://www.ebrun.com/20170103/209121. shtmlhttp://www.ebrun.com/20170103/209121.shtml.

德勤报告研究发现，相比于 2014 年，2015 年对外直接投资有明显的增加，是由于上述大笔投资数量和金额上的增多引起的。一方面，国内药企在发展逐渐成熟的同时，开始寻找新市场拓展海外版图，在人口众多但医疗资源缺乏的国家设立生产线，以占领海外市场。另一方面，发达国家的技术也持续吸引着国内药企到海外设立研发中心以补充自己的产品。政策的鼓励使企业大胆地进行对外投资。

商务部修订发布的《境外投资管理办法》明确企业对外投资主体地位，保证企业投资决策自主权，允许发挥自身优势到境外开展投资合作，自担风险到各国各地区自由承揽工程和劳务合作项目等，这为中国企业开展对外投资业务减少了束缚和障碍。此外，目标国对外企投资的利好政策也刺激了中国企业向境外直接投资。如图 5-13 所示。

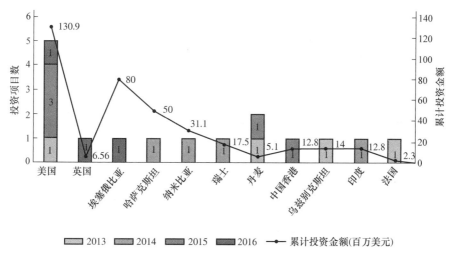

图 5-13　2013 年至 2016 年 6 月对境外投资分布及累计金额

从投资方向来看，大致可以分成三类。第一类是在发展中国家设立工厂和生产线，生产出来的药物销售于该国当地市场。在过去的 2013 年到 2016年中，这类项目有四个，分别在中亚的乌兹别克斯坦、哈萨克斯坦还有非洲的埃塞俄比亚和纳米比亚。生产的药物包括药片、胶囊、注射剂、药液、疫苗等。以人福医药在埃塞俄比亚的投资为例，公司的主要目的是拓展东非市场。影响该投资的因素有埃塞俄比亚众多的人口和该国的政策支持。在发展相对落后、人口比较密集的地区投资能够较快地在当地市场占领主导地位，掌握潜在市场。第二类是在发达国家设立研发中心，2013年到2016年中，共有五个项目涉及研发中心的设立。其中四个在美国，一个在法国。投资方在考虑项目的时候最主要关注的是人才的招聘以及该地研发氛围。以尚华医药为例，该公司在美国加利福尼亚开设了一个2 000多平方米的研究所，公司进行这项投资的原因是该地区有顶尖的行业人才以及良好的生物医药社区。前两类投资方向动用的资金大，创造的就业岗位多。第三类主要是在被投资国设立公司以进行推广和销售，涉及金额小，人员少。

展望未来，行业会持续在发展中国家设厂以及在发达国家设立研发中心。通过在发展中国家设厂生产，投放到当地市场销售，占领当地市场份额。理想的目标国家为人口众多、医药科学技术水平不发达、市场潜力大的国家。在发达国家设立研发中心获取国外高技术人员，从而将技术转带回国内。但预计直接投资维持较少，以并购形式发生较多。

医药行业的对外并购

我国对外并购数量从2013年的五笔增加到2016年的11笔（截至2016年8月），涉及交易金额从4.15亿美元上升到38.7亿美元，平均每笔从8 310万美元上升到3.51亿美元。2015年全年出境交易金额约14.5亿美元，平均每笔交易相当于2014年的6倍左右。2016年截至8月底出境并购11笔，涉及金额38.7亿美元，为2015年全年的2.7倍。收购方通过活跃的并购拓展市场或者丰富自己的产品。从单笔交易规模大幅上升可以看出，中国买家并购计划更加宏大，标的公司为规模较大、已经有一定市场影响力的公司。

德勤研究报告发现，2014年以后对外并购的活跃程度明显上升，影响因素有多种。首先，宽松的政策以及国家对医药大健康产业的关注，国内公司希望获得海外先进技术的产品后抓住政策红利。其次，在国内近几年氛围影响下，并购整合火热导致优质标的逐渐减少，同时估值价格水涨船高，国内企业纷纷向海外寻找拥有高技术、高质量产品而估值合理的收购对象。加上人民币贬值的背景，收购海外资产对国内公司的吸引力增强。

在经营方面，国内公司对海外医药企业并购的原因也有多种，大致能分为以下几类。一是开拓中国以外的市场，用并购标的在其市场本有的渠道实现交叉销售。加速国际化和提高全球市场占有率是很多企业的并购原因。二是快速获取相关技术来加快研发进程。三是横向丰富产品种类以及纵向延伸到不同的产业链。除了医药行业内的相关产业并购，投资型的公司也非常积极地参与海外医药企业的并购，以获取较高的回报。

从交易金额上看，交易从之前的小笔并购发展成近期频繁的大额收购。金额最大的前十笔交易中，除了一笔发生在 2013 年，其余全部集中在 2015 年和 2016 年。如图 5-14 所示。

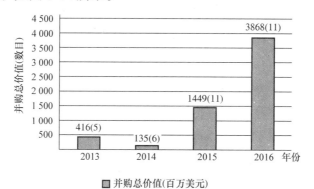

图 5-14 2013 年至 2016 年 6 月对境外投资分布及累计金额

从并购目的地上看，美国是每年都会有的热门地区，分散程度从一开始的美国扩散到欧洲、中东、印度和大洋洲，呈全球布局的趋势。原因是买家在原有的收购标的基础上，寻找新的收购热点。从产品分布来看，2013 年的并购针对的是肿瘤、心血管疾病和抗感染方面的。2014 年是心血管疾病、黏膜疫苗、注射制剂，还有健康营养品。2015 年是仿制药、肿瘤、心脑血管、体外诊断，还有健康营养品。2016 年截至 8 月是仿制药、注射制剂、健康营养品、肾病，还有疼痛。从历年的收购可以看出，目前对人类造成重大威胁的疾病（如肿瘤以及随着经济发展越来越普遍的心脑血管疾病、糖尿病），一直都是并购的热门针对领域。此外，近年新的热点有健康营养品以及仿制药。如图 5-15 所示。

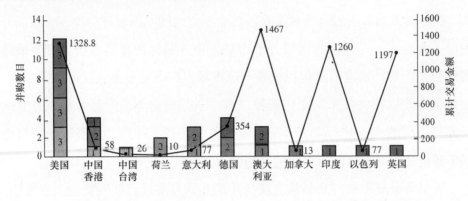

图 5-15　2013 年至 2016 年 8 月中国对境外医药企业并购分布

在境外并购方面，比较活跃且收购金额比较大的收购方有几个，上海复星、科瑞集团、深圳海普瑞以及广州合生元。上海复星通过复星医药、复星国际以及其投资的产业基金分别在仿制药、矿物护肤品以及健康营养品等领域布局。科瑞集团收购英国血浆制品公司 BPL。深圳海普瑞主要生产肝素钠原料药，是一种生物药。近年来，它通过收购加强了主业务，同时延伸到单克隆抗体，治疗蛋白药物等其他生物大分子药物领域。合生元收购 Swisse Wellness 布局保健品。如表 5-1 所示。

表 5-1　医药行业部分主要境外并购案例一览

宣布时间	被收购方	产品	收购方	金额（百万美元）
2016/07/28	印度 Gland Pharma	仿制药、注射剂	复星医药	1 260
2016/05/19	英国 BPL	血浆制品	科瑞集团	1 197
2016/09/17	澳大利亚 Swisse Wellness	营养保健品	广州合生元	992
2016/03/30	美国 EPIC、EPIC RE Holdco	仿制药	人福医药	550
2016/12/26	美国 SPL	生物活性原料药	深圳海普瑞	337.5
2016/08/04	澳大利亚 Vitaco	营养保健品	上海医药、春华资本	272

（续）

宣布时间	被收购方	产品	收购方	金额（百万美元）
2016/07/25	德国、瑞士 Acino、Acino Supply	透皮释药物	绿叶制药	269
2016/08/24	美国 Cytovance	生物大分子药物	深圳海普瑞	206
2016/06/29	美国 Vitatech	营养保健品	厦门金达威	94
2016/04/10	以色列 Ahava	矿物护肤产品	复星国际	77

5.3.2　医疗服务及设备对外直接投资与并购

我们从德勤研究报告中的投资活动来看，大多数投资投在医疗设备领域里，通过设立子公司，进行销售、市场推广与支持，并且这类投资的金额很小。占用投资金额大的少数几个项目分别是设立海外总部、建设及生产。另外，中国企业对境外医疗设备及医疗服务的并购也在持续升温，对外并购数量从 2013 年的 5 笔增加到 2016 年的 19 笔（截至 2016 年 8 月），涉及交易金额从 1.8 亿美元上升到 36.7 亿美元，平均每笔从 3 600 万美元上升到 1.93 亿美元。2015 年全年出境并购 25 笔，交易金额约 24.7 亿美元。交易量相当于 2014 年的 3 倍左右，涉及交易金额是 2014 年的 5 倍，平均每笔交易相当于 2014 年的 2 倍左右。2016 年截至 8 月底出境并购 11 笔，涉及金额 36.7 亿美元，为 2015 年全年的 1.5 倍。通过 2014 年到 2015 年这个分水岭，有一个明显的上升。

医疗服务及设备对外直接投资

2014 年，投资金额出现了很大的峰值，这是由于微创医疗看好骨科市场前景，于 2014 年 1 月收购了美国公司 Wright 旗下的关节业务 OrethoRecon 后，进行了下一步整合，包括在美国设立微创骨科总部以及扩大生产线，微创骨科以此优化骨科业务的组织框架、整合供应链。这数笔投资相较于其他项目非常巨大，导致 2014 年的金额异常显著。中国企业对境外医疗服务和设备的直接投资，在过去的 2013 年至 2016 年 6 月底，共有 17 个项目，合计 2.07 亿美元。如图 5-16 所示。

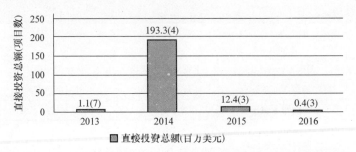

图 5-16　2013 年至 2016 年 6 月医疗服务和设备对境外直接投资

在医疗设备和服务方面，投入金额最多的是美国和中国香港，如图 5-17 所示。虽然德国的项目数最多，但金额很小。结合投资进行的活动及荷兰、比利时的项目，可以看出中国医疗设备企业在欧洲的直接投资主要是开设子公司进行销售类的活动，建立一个欧洲的销售据点。而在美国进行的直接投资，主要是考虑到科研环境和人才获得的便利性。

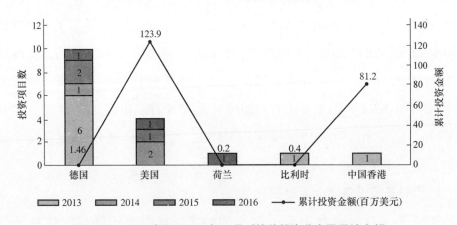

图 5-17　2013 年至 2016 年 6 月对境外投资分布及累计金额

目前来看，在医疗设备方面，中国企业对外投资还不多，规模和数量上都不大。这与火热的并购市场形成对比，表示中国企业主要还处在技术和产品的获取阶段。

医疗服务及设备行业境外并购

2015 年后，并购金额显著上升的首要原因就是医疗机构并购的增加。在国家医疗资源紧缺和分布不均的状况下，国家政策鼓励私人在医疗方面的投资。由于中国潜在的市场吸引，行业内及非业内买方企业看准中国潜在市场，希望进军医疗行业，实现收入多样化，在从未涉足这一领域的情况下，买方往往会选择收购海外先进品牌，通过品牌的号召力在市场中站稳。而大部分被收购的机构都是国家领先的医疗机构，借力收购方进军中国市场。目前，中国在相关领域的医疗水平和设备都还未完全成熟，发展起来需要一段时间。通过直接收购海外拥有高水平的医疗服务机构和设备生产公司，能够快速占领市场，并确立领先地位。此外，澳大利亚的自由贸易协定给予的投资国民待遇，也促进了对澳大利亚的并购，从而整体推动了海外的并购金额上涨。

从图 5-18 可以看出，第一，单笔交易金额明显增加。从交易金额上看 2013 年到 2016 年 8 月金额最大的十笔交易额全部在 1 亿美元以上，其中九笔发生在 2015 年和 2016 年。

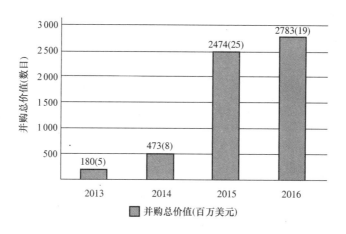

图 5-18　2013 年至 2016 年 8 月对境外医疗设备及服务企业并购分布

第二，并购目的地增加。从并购目的地上看，美国、中国香港和以色列是每年都会有的热门地区，从一开始的美国、中国香港、以色列扩散到欧洲、韩国和大洋洲，呈全球布局的趋势。

第三，并购对象更加多元化。2013年的五笔并购中，四笔被收购的对象是主要经营医疗器械的代理和销售的，另外一笔是以色列CollPlant。⊖ 2014年并购对象的经营范围开始多样化，医疗设备方面有血糖分析仪、手术设备等。医疗服务方面有眼科医院、疫苗服务等。2015年并购数量大幅增加，对象进一步多元化，涵盖了诊断分析、眼科、手术设备、医院等领域。截至2016年8月，较为突出的标的领域为癌症治疗的设备、糖尿病相关的分析和治疗设备及美容医院。值得一提的是，除了传统的医疗服务和设备领域，标的公司也有出现远程问诊、医疗数据平台、医疗数据传输通信等结合互联网科技的领域。如图5-19所示。

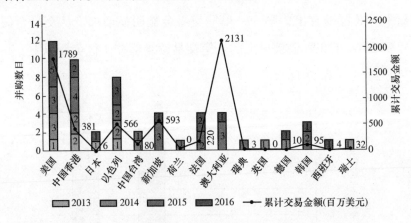

图5-19　2013年至2016年8月中国对境外医疗设备及服务企业并购分布

以最近比较大的并购交易为例，收购对象大多为提供肿瘤和心脏治疗服务或设备的机构或者公司。主要的收购方有绿叶集团、南京新百及三诺生物。绿叶集团和南京新百进军的是医疗服务行业，扩展业务范畴。三诺生物通过并购境外同行成为全球同行业里规模较大的公司。如表5-2所示。

⊖　CollPlant：是首家利用烟草进行大规模人体组织培养的公司。

表 5-2　医疗行业部分主要境外并购案例一览

宣布时间	被收购方	产品	收购方	金额（百万美元）
2016/07/17	澳大利亚 Genesis Care	癌症和心血管服务	华润集团	1 300
2015/12/05	澳大利亚 Healthe Care	骨科、心血管、精神 神经、肿瘤等服务	绿叶集团	686
2016/03/29	美国 Alliance HealthCare	外包放射门诊、肿瘤 治疗和介入服务诊所	泰禾投资	642
2015/11/04	新加坡 Biosensors International	心脏支架制造	中信产业基金	459
2014/02/17	美国中美互利	综合性医疗服务	德太投资、复星	341
2016/01/09	以色列 NataliSeculife	老人护理服务	南京新百	301
2015/10/28	美国 Trividia Health	血糖监测仪	三诺生物	273
2016/01/05	中国香港康健国际	体检、牙科	中国人寿	225
2015/10/21	美国 MP Biomedicals	生命科学仪器、体外诊断试剂	中节能万润	141
2015/10/21	以色列 SHL Telemedicine	远程医疗会诊系统，特别是对于心血管疾病的诊疗系统	上海九川投资	121

5.4　医疗投资领域发展的趋势

随着云计算、物联网技术的持续发展，互联网日益加深对医疗健康产业的渗透乃至重塑。在此契机下，医院的信息化建设得到有效推进，移动医疗产业也呈现出迅猛发展的势头。互联网技术与医疗健康产业的日益融合，空前扩大了医疗数据的规模，越来越多的企业开始关注并积极探索健康医疗大数据的深度挖掘和应用。

5.4.1　支付变革

1. 医保控费

作为医疗费用主要的支付方，医保支付制度的改革成为真正的主角，医保基金作为金主，在医保支付中有绝对的话语权。医保支付方对医院改革起到了指挥棒的作用。目前针对医保控费主要政策有三方面，一是医院控制药占比，二是医院医保费用限额拨付，三是按病种付费。

不合理用药、滥用药和检查等原因导致医保费用浪费，医保控费应运而生。因为医保控费的目的不仅仅是简单的控费，而是从医保的角度让资金合理使用。控制药占比、实行药品集中招标采购、药品零加成、两票制都是管控措施。控制药占比，是防止医生过度开药，清理和调整辅助用药的手段之一，降低居民的医药费负担。控制药占比成为医院考核的刚性指标后，也会有一些弊端出现，比如医院对于人血白蛋白这类高价药品的严格控制，导致病人自费从院外购买药品，出现不能及时用药的情况，干扰了部分正常的医疗服务行为。据悉，2019 年可能会取消医院的药占比考核。

2017 年全国七大类医药商品销售总额 20016 亿元，其中，药品零售市场 4 003 亿元。配合仿制药一致性评价、药品流通"两票制"等政策影响，药品流通产业链将会被打破，倒逼药品零售、物流、电商产业的集约化发展。

2. 按病种付费

在医保人群中，相当比例的医疗费用都是由医保基金来支付的。为了避免医保费用的不合理支出，应该尽可能避免按照服务项目进行支付的付费方式，而采取其他一系列更为科学的付费模式。比如，城乡居民医保和城镇职工医保门诊付费可以尝试采取按人头付费的制度，住院付费可以采取总额预付和按病种付费相结合的制度。这些制度能够有效地缓解过度医疗和过度检查的现象。

2017 年 6 月，国务院办公厅印发《关于进一步深化基本医疗保险支付方式改革的指导意见》，从 2017 年起，进一步加强医保基金预算管理，全面推行以按病种付费为主的多元复合式医保支付方式。到 2020 年，医保支付方式改革覆盖所有医疗机构及医疗服务，按项目付费占比明显下降。2018 年，全国各地已开展按病种付费的脚步逐渐加速，参照国家公布的 320 个单病种，按照"先易后难、逐步扩大、整体推进"的原则，选择诊疗方案和出入院标准比较明确、诊疗技术比较成熟的疾病开展按病种付费。

3. 仿制药一致性评价

技术是创新的决定因素，而支付方则是重要的推动因素。过去的数十年，医疗领域，尤其是在药品领域，技术进步推动了产业的巨大发展。但新药最终能否获得发展，核心还是在支付方的认同。

根据原国家食药监总局 2016 年公布的《2018 年底前须完成仿制药一致性评价品种目录》要求，我国在 2018 年年底前已完成 289 种仿制药的一致性评价。在一致性评价制度推出以前，批准上市的仿制药品没有达到与原研药一致的疗效和安全性。对一致性评价的标准化、规范化要求，有利于提高药品的有效性和安全性。在质量和原研药达到一致之后，临床可以优先使用仿制药，也有利于减少医保支出。同时，仿制药一致性评价过程对供给侧改革也有非常大的促进作用。

通过一致性评价的仿制药，将在招标采购、药品定价、医保支付及产业基金等方面获得优待与支持，医疗机构应优先采购并在临床中优先选用。同品种药品通过一致性评价的生产企业达到三家以上的，在药品集中采购等方面不再选用未通过一致性评价的品种。这意味着，如果无法进入一致性评价的前三家，相关药企可能失去该种药品的市场。同时，加快制定医保药品支付标准，与原研药质量和疗效一致的仿制药、原研药按相同标准支付，落实税收优惠政策和价格政策。

截至 2018 年 9 月 29 日，已有 97 个品种通过或视同通过仿制药一致性评价，其中有：五个品规集满三家企业；九个品规集满两家企业；64 个品规暂时为独家通过一致性评价。97 个通过或视同通过仿制药一致性评价的品种中，属于 289 目录的仅有 18 个。

4. 商业保险崛起

在商业保险领域，国家也有相关的政策支持商业健康保险的发展，促使居民通过商业健康险结合医疗保险统筹解决人民的健康问题。商业健康保险的种类也在逐步丰富，为个人与家庭构筑健康保险机制。

2017 年 5 月，财政部、税务总局和保监会发布了《关于推广实施商业健康保险个人所得税政策有关征管问题的公告》，个人购买符合规定的商业健康保险产品，可以按照 2 400 元 / 年（200 元 / 月）的标准在税前扣除。从政策层面推动商业健康险的发展，中保协《2018 年中国商业健康保险发展指数报告》显示，有 48.7% 的受访者反馈税收优惠政策会对其购买商业健康险产生比较大的促进作用。

作为社保制度的又一支柱，长期照护险承担了医疗保险覆盖不到的领域的保险责任。对于身体健康状况不好，又不能通过医疗手段恢复的老年人提供了另外一种方式的保障。自成都市在 2017 年 6 月启动长期照护险制度以来，截至 2018 年 6 月 30 日，成都市长期照护保险共受理失能评估申请 22 959 人，享受待遇 16 013 人。同时，上海、克拉玛依、东营等城市在 2018 年纷纷出台长期照护（护理）保险的试点办法。

互联网保险也是 2018 年互联网企业和保险企业在医疗健康领域试水的重点。腾讯、众安保险、平安保险的三款医疗险在 2018 年成为关注的重点。自 2017 年 11 月腾讯旗下保险平台微保正式上线首款产品至今，微保通过微信平台巨大的流量入口，开发出了一套完全不同于传统保险中介的工作模式。并通过和泰康、中美大都会人寿、国华人寿、太平洋等保险公司进行合作开发，包揽健康、出行、意外、驾乘、寿险等多个场景的保险产品。互联网保险目前的发展还在初始阶段，产品种类偏少，市场刚刚起步。

5.4.2　渠道变革

处方外流

处方外流产生的主要原因是破除"以药养医"机制，让医院回归医疗本质，降低医院的药占比。医院放开部分处方最大的驱动因素，就是对药占比的考核，此外还有医保控费和药品零加成的因素。在目前的市场格局中，零售药店、DTP 药房、医药电商、院边店、"互联网＋医疗"企业是最有可能承接处方外流的四种药品零售业态。

2017 年是医药分家、处方外流真正落地的元年，国家出台一系列促进处方外流的政策。2017 年 2 月 9 日，国务院办公厅发布《关于进一步改革完善药品生产流通使用政策的若干意见》指出，门诊患者可以自主选择在医疗机构或零售药店购药，医疗机构不得限制门诊患者凭处方到零售药店购药。2017 年 5 月，国务院医改办《深化医药卫生体制改革 2017 重点工作任务》中提出，探索医疗机构处方信息、医保结算与药品零售消费信息互联互通、实时共享。

2018 年 9 月公布的《互联网诊疗管理办法（试行）》《互联网医院管理办法（试行）》中，对在线处方进行管理，确定患者在实体医疗机构明确诊断为某种或某几种常见病、慢病后，可以针对相同诊断的疾病在线开具处方。互联网医疗机构可以将在线处方转到合作的第三方，进行药品配送。

据动脉网不完全预测，处方外流市场规模 2020 年接近 8 000 亿元人民币。处方外流将带来药品流通渠道结构调整，对于市场而言，既是存量调整，也是新的增长点。医药工业企业系资本如广药白云山、步长制药、神威药业；产业资本如高瓴资本、国药资本、经纬中国、纪源资本、中卫基金、和君资本、华康基金；上市医药零售企业一心堂、益丰、老百姓等均在医药零售企业抢先"圈地"。药店、药企、医药电商加速布局，积极承接处方外流。

医药电商或者网上药店此前在处方药市场是"缺位"的，不仅有政策红线的因素，也有消费渠道、消费者行为的因素。随着互联网医院、远程诊疗模式得到认可，医药电商"药＋医"模式将成为主流，不仅为承接处方外流做准备，也是合规销售处方药、获得市场增量的重要方法。

5.4.3　技术变革

近年来，资本市场对医疗器械领域的关注度越来越高，医疗器械的创新产品也大量上市。其中，体外诊断、人工智能、微创医疗器械和医疗影像设备四大版块表现最为突出。

医疗影像领域是一个非常大的市场，传统的 GPS 垄断了大型影像设备领域，留给中国品牌的市场空间不大，但是国产的联影、万东、迈瑞也在逐步崛起。联影承担了世界首台 2m PET-CT uExplorer "探索者" 的研发和产业化。探索者被称为 "人体哈勃望远镜"，为个性化精准诊疗、新药研发等提供强大的创新平台，这款产品在 2017 年亮相之后，也即将迎来上市。而人工智能影像设备、手持超声波工具等创新影像设备在 2018 年也新品迭出，在市场上获得了相当多的关注。

目前，随着技术的进步和行业的发展，医疗机构对体外诊断产品的需求呈现两极分化的趋势。医院要求高通量、高效率、高灵敏度的检测产品，而基层医院需要速度适中、价格合适、性能稳定的产品。中国体外诊断领域的发展非常迅速，近年来，中低端市场上已经出现了进口替代，形成了一批国际领先的创新产品，比如戊型肝炎系列、艾滋病毒系列、甲流系列诊断产品和三分类血球仪等。2018 年上半年，国家器械审评中心共发布了七批《创新医疗器械特别审批名单》，共有 28 种创新医疗器械获批通过，其中 IVD 试剂有 10 种，所占比例非常高。

人工智能企业和产品从 2016 年开始逐步发展，到 2018 年已经逐步进入成熟阶段。2018 年 8 月 1 日起，我国新版《医疗器械分类目录》正式生效，把医用软件按二类、三类医疗器械设置审批通道。蛋壳研究院《2018 医疗人工智能报告》中统计，肺结节类医疗人工智能产品无疑是目前最热门的方向，截至 2018 年 7 月，仅在肺结节筛查领域，拿出具体产品的人工智能企业就有 20 余家，大部分拿到了投资。2017 年，主攻肺结节检查的各大人工智能企业都交出了辉煌的答卷，敏感性一路飙升，95%、96.5%、98.8%……人类肉眼难以察觉的像素差别，在人工智能强大的算法面前无所遁形。目前人工智能肺结节筛查产品已经全面进入落地医院环节，头部人工智能企业日均检查量已经超过 3 万例，糖网筛查项目日均检查数量超过 2 000 例。

5.4.4 服务变革

1. 民营医疗

经过 30 多年的发展，中国部分民营医院已经获得了市场的认可，逐步向集团化和连锁化经营发展。虽然还存在一些负面的新闻，但是民营医院也在用自己的医疗服务水平和服务质量在吸引用户。2010~2017 年，我国民营医院的诊疗量和入院病人量持续保持两位数的增长，患者对民营医院的信任程度在逐渐增加。

定位于中高端的新型诊所也得到蓬勃发展，在人们健康意识的提升和消费升级的推动下，将催生医疗支付方式的变革，从原来的以价格为导向的模式转为以价值为导向的模式。2017 年 5 月，《关于支持社会力量提供多层次多样化医疗服务的意见》再次强调，精简、整合审批环节。个体诊所设置不受规划布局限制。改变最大的还属 2017 年 12 月公布的《中医诊所备案管理暂行办法》，新政规定举办中医诊所的，将审批制更改为备案制。

民营医院和诊所正受到资本市场的关注，2018 年投融资总额超过 70 亿元人民币，大额融资频频，超过 1 亿元人民币的融资就高达 15 次，这在医疗的其他细分领域中是少有的。拜博口腔在今年获得了超过 20 亿元人民币的战略投资。连锁诊所中，儿科和口腔诊所成为最大的市场热点。

2. 互联网医院

2017 年，互联网医疗行业主要在寻找如何切入医疗核心，互联网医院、线下医院、线下诊所等模式都在尝试，但是离成功还比较远。互联网医院提出了与医院、医生之间有效连接的互联网解决方案，同时还提出了与保险方、支付方、医药流通方进行体系化合作的思路，探索通过融合先进技术与传统资源来改进整体医疗效率的方式。

从 2015 年年底诞生以来，互联网医院一直是互联网医疗企业所关注的重点领域。不外乎是互联网医院承载了互联网医疗的未来，可以建立轻问诊企业一直期盼的商业模式闭环。首先，通过互联网医院平台多点执业的医生品牌，可以突破地域限制，实现优质资源的下沉与共享。其次，互联网医院的线上问诊减少了患者求医问药的成本，整合不同层级的医疗资源。

另外，互联网医疗企业希望能够通过互联网医院的牌照，摆脱以往只能做轻问诊和预约挂号的限制，在将业务切入到医疗核心之后，增加营收，从而破解商业模式的盈利难题。

只是互联网医院的运行需要解决很多问题。其中，问诊是否合法、处方是否合规、医生是否合规、诊疗数据是否得到有效监管，都是互联网医院亟待解决的监管难题。2018 年 9 月，国家卫健委出台了关于互联网诊疗、互联网医院、远程医疗在内的重磅文件，这是相关主管部门为"互联网＋医疗"产业制定的首批实施细则，也为互联网医疗企业如何做互联网问诊提供了具体的指导意见。

第六章
讲方法：收益和风险的权衡

6.1 医疗创投的投资理念

风投们如何看待当下的医疗投资机会呢？

目前，中国医疗保障体系尚不完善，医疗服务资源相对短缺，作为一个改革红利的覆盖之地，医疗健康行业正涌现出大量的投资机会。

无论是针对稳健的医药、医疗器械、医疗服务，还是火热的移动医疗，投资者们均跃跃欲试。那么投资者如何看待宏观政策变化？如何在快速发展的行业中觅得价格洼地？各细分领域投资状况如何？

医疗投资的传统细分领域包括医药、医疗器械、医疗服务等，近期移动互联网行业火爆，移动互联网与医疗的结合点"移动医疗"也成为医疗行业投资者的关注点。

通德资本投资总监陈华伟表示，通德资本看好生物医药、医疗器械及医疗服务等大健康板块。

建信康颖合伙人叶崴涛认为："医疗器械和医药的投资理念与十年前相比基本变化不大，主要是基于产品的效果。"但由于竞争越来越激烈，"杀出来的基金黑马越来越多，价格洼地的发现将会越来越难"。

君联资本投资副总裁邢丞认为，医疗并非机会性的行业，而是系统性的行业。"所谓机会都是伴随着政策和产业发展一点一点出来的。"因此投资者需要"有很专注、很系统的研究，建立对行业充分的理解"。此外，邢丞还建议，投资者"需要结合自己的基金、体量和发展阶段，制定自己的投资策略"。

华盖医疗基金执行总经理施国敏认为，中国医疗行业的投资趋势与政府政策息息相关，建议投资者关注整体大环境，"如果把大周期把握好了，那放长线想不赚钱还是比较困难的"。

既然医疗行业投资趋势与政府政策息息相关，那投资人究竟如何看待宏观政策？

启明创投投资总监郑玉芬认为，医疗是改革红利的覆盖之地，"要快速成为龙头或者潜在龙头，对政策的把握和理解还是蛮重要的"。

厚生投资执行董事孙巍认为："医疗是一个政府监管比较严格的行业。因此合规是企业管理中很重要的因素。这个领域的创业者要做好准备，面对政策对企业带来的影响。"在具体政策分析层面，孙巍认为，政府希望放松对医生的管制——让多点执业成为可能，远程医疗也逐渐成为可能。

邢丞则表示，医疗产业里最核心的两块（制药和器械）与制造业相关。对于存量市场，监管愈发趋向于严格化、规范化。对于一些低值、重复性严重的医疗机械或制药细分领域，国家可能会非常严厉地限制产能，促进大公司对小公司的收购，产业集中度会有一个明显的提升。

同时，他也提到积极政策的导向将有利于创业团队，例如在制药和器械的一些新兴细分领域，针对技术导向的研发团队回国创业，有非常强势的支持政策在陆续出台。器械方面，新的监管条例调整了创新性器械的上市流程，"对于创新性的医疗器械是非常大的利好"。此外，医疗器械的快速审批绿色通道也针对技术导向型创新器械开放。

那么在竞争如此激烈的医疗行业中，泡沫是否存在呢？

君联资本投资副总裁邢丞表示，医疗行业竞争激烈，投资机构不愿意放弃这一块尚待开垦的黄金之地。"说到困难，我们现在面临最大的困难是标的价格比较昂贵。"

康桥资本董事总经理赵春林也持同样观点：目前行业面临的最大挑战是竞争比较激烈，大家都愿意进入到医疗投资行业。"有的投资机构也并非真有投资经验，有可能是机构与LP关系不错，能够募到足够资金参与进来。"

建信康颖合伙人叶崴涛表示："医疗投资行业有泡沫，市场上热钱多，但钱多有泡沫是正常的。"在具体领域，叶崴涛认为医药部分"泡沫不大"："因为药本身估值比较容易——产品在临床一期、二期、三期，研发完成后市场如何？ 2 000~3 000万元一家成熟的公司，P/E12、13倍，有一个合理的估值。"而医疗器械"稍微有一些虚高，特别是在骨科"。

通德资本投资总监陈华伟表示，医疗投资业"一方面存在浮躁的行为，另一方面也有很好的项目找不到合适的投资人"。医疗投资行业中明显存在优胜劣汰的发展趋势，"有一些投资机构面临很尴尬的局面：接近到期，项目无法退出，不但无法给LP交代，而且投后管理也疲于应对"。医疗投资行业洗牌不可避免，在陈华伟看来，相对于单纯的PE机构，有产业背景的投资机构将会更加游刃有余。

至于泡沫什么时候会爆掉，赵春林认为主要看中国经济的发展趋势，当楼市、互联网稍显颓势，LP就不再有空余资金做医疗投资。"三五年能看出端倪，十年之内泡沫就会爆掉。"

华盖医疗基金执行总经理施国敏也认同"有泡沫"的观点，但又谈到："对于投资者，有点泡沫挺好。在泡沫过程中反倒能够挑到好的企业，至于投不投泡沫企业，那是自己眼光的问题了。"

那么投资人在投资过程中更看重团队、技术还是市场呢？

通德资本投资总监陈华伟表示，在投资时最看重的是"人"："管理团队非常重要，有很多好的项目，就是因为团队的问题，或者创始人格局有限，企业没有做起来。"

当然，陈华伟也承认："人的因素挺难直接量化，更多依靠知觉，依靠社会经验的积累。"好在陈华伟做市场和销售出身，与人打交道多年，对人的判断自有一套。

此外，陈华伟还建议创业者一定要将产品的创新与市场相结合。"看到很多科学家式的创业，产品创新性非常好，但缺乏市场，或者市场已经有同类型的产品。"投资人青睐于有技术创新，市场足够大，并且已经获得正向现金流的企业。

陈华伟强调产品市场要足够人，所以为了保证基金的稳健盈利，通德资本偏好处于成长期的公司和项目。

建信康颖合伙人叶崴涛与陈华伟所持观点有所差异，投资药物和器械的早期公司时，建信康颖最看中的"一定是技术"。反过来市场方面叶崴涛认为不是问题，"我们都是做销售出身，因此只要产品好，我们有很多方法帮助销售，这不是难事，但巧妇难为无米之炊"。针对"已经做到3 000~4 000万元利润"的后期公司，如果产品品类不齐全，叶崴涛表示会帮助被投企业"开展并购"。

在投资机构选择标的时，被投企业也在选择投资机构。叶崴涛总结被投企业对投资机构的要求："后期项目要靠关系：公司有利润马上要上市了，得看人脉和认同度；中期项目要靠增值服务：企业希望投资机构帮助补齐短板；早期项目要看眼光，看对技术的评判。"

康桥资本董事总经理赵春林所关注的因素相对较多，他在挑选某个细分领域时，一方面看国家政策和市场的机会，另一方面要看市场投资者的情绪。"大家都在追，我就先放放。"

赵春林的投资理念是寻找"黑马"：挑一些比较冷门的领域，相信其后期的发展潜力。

赵春林认同联想创始人柳传志关于中国企业发展进路中"贸工技"的观点，看好渠道过硬的公司升级做产品。

赵春林在为被投企业估值时，其渠道能力在很大程度上影响了估值的大小。换言之："如果公司的确技术过硬，但渠道欠缺，我们会将其作为早期公司对待，也会投资，但估值就会相应降低。"

医疗风投 Flare Capital Partners 有如下两点值得借鉴的投资理念。

（1）风险资本至少在成立早期，要专注于细分领域。

Flare Capital Partners 在前十年的发展中，专注于对医疗器械领域的投资，而其中对医用导管类企业的投资又占据其绝大部分业务，因而它能在医疗器械投资领域实现高达 50% 的成功率。

专注的好处之一是对行业的理解更深刻，从而提高投资成功的概率，避免资金石沉大海；其二在于塑造专业化的形象，让创业者感受到投资方能提供的不仅是资金，还有行业资源。

（2）在资本热潮中保持冷静，警惕黑天鹅事件。

"别人贪婪时我恐惧，别人恐惧时我贪婪。"股神巴菲特的投资金律同样适用于风云变幻的一级市场。身处高风险的行业，投资者应该在热闹的资本市场中保持冷静，思考投资标的的价格是否已经因为风口被过分推高。

6.2　投资者的方法

投资人进行投资时，又有怎样的投资方法呢？

北京联想之星创业投资有限公司合伙人陆刚认为，对于天使投资来说，更多是一种埋伏式的投资，等行业热了再去布局就晚了。在这个行业还不是那么热的时候，勇敢地去做一些投入，积累到热潮起来时，你在恰当的位置上，就自然非常幸运地受益了。

君联资本蔡大庆认为，当前医疗行业投资产生大量泡沫，看起来很乱，但也会造就一批优秀的大公司。这个过程是从乱到理性的，因为行业的发展必须有一定的资本注入进来，才能不断地培养人才，形成一定的产业环境，把这个行业真正推动起来。

在投资人趋于理性和冷静的当下，蔡大庆认为其实是有一些很好的企业，需要真正有眼光的投资人去发现他们，给他们资金上的支持，给他们战略、管理等方面的协助，然后伴随他们成长。这些企业是互联网医疗的价值洼地，是需要投资人去真正深入挖掘的。

目前活跃于医疗创投领域的，除了纯粹的 VC，也有越来越多的产业资本。蔡大庆指出，两者最大的不同是看问题的角度。产业资本会更多地考虑被投公司与自身业务的协同和战略布局，而不是单纯用财务指标来计算回报。但是从风险投资角度看，对创业公司的投资更加注重财务回报，其他的协同效应或战略布局是无法顾及太多的。

产业资本黄金十年的见证者天力士资本提出了依托"产业＋资本＋战略增值"的投资模式，形成产业和资本双向赋能的思路。进入更积极主动的产业引领阶段，迎接整合医学模式的趋势。具体路径包括：构建以患者需求为导向的"4D"投资模式；把握国外前沿创新趋势，产品合作与资本布局同步；建立全球顶级生物医药母基金，取得全球创新药前沿投资机会；建立更清晰的对外股权融资计划，同时适当引进投资人才，扩大产业影响力。

企业发展过程中，最容易遇到融资难和缺设备两大问题，融资租赁公司应运而生，以第三方方式介入，为有需要的企业提供资金筹划、设备融资、管理咨询、产业协同等服务，帮助企业缓解资金压力。在医疗服务领域，一些医院在购置大型医疗设备时也常采用租赁的方式，分散设备购置投入。

中关村科技租赁结合债券融资与股权融资，以租金和认股权作为投资回报，为处在初创期和成长期的企业提供租赁服务。该模式的特点是租投结合，防止过早引入股权投资，会稀释创业团队的权益。

联想之星陆刚认为，天使投资对未来趋势要有敏感的预判和埋伏能力。联想之星每年都会有十几个行业细分领域的研究专题，从细分跑道去看未来机会，对未来趋势、市场爆点做出预测。

从市场需求出发，对未来市场做出预判，提前做出布局；在这样的基础上，又从团队和人才角度再次对项目发展做出预测，这就是联想之星的投资方法。

6.3　有效应对风险

6.3.1　医疗创业投资的风险分析

创业投资选项中存在的风险

因为一系列的主观因素以及客观因素，创业投资选项中往往都存在着一定的风险。首先，来谈一谈主观因素造成的风险。投资方在进行正式的投资之前，都会经过一系列的专家考核，考核内容涉及企业和项目的技术、金融、管理、财务和法律等方面。而在这个时候，就很可能出现由于参评人自身能力有限，或者对市场走势以及技术可实施性缺乏科学合理的判断，导致最终选项失误。其次，是由客观因素产生的风险。通常而言，创业投资风险中的客观因素都指的是信息因素。在高新技术当中，存在着比较多的不确定因素，而且该行业中很多新兴企业并没有将信息透明化，这样一来，投资者就很难得知企业真实且有价值的那部分信息。

创业投资过程的风险

（1）种子期的风险。众所周知，创业有风险，投资需谨慎，创业投资的风险其实是比较大的，尤其是种子期阶段的投资，那是投资风险最大的时期。在该阶段的风险以技术风险与财务风险为主，其中又以技术风险最甚。因为一家企业开发的新技术不是一步到位的，需要一个不断完善和成熟的过程，这个过程并不简单，很多新技术都是在这个阶段夭折的，不成熟的技术是无法投入生产的。所以，创业投资中种子期的技术风险很大，不确定因素多。

（2）导入期的风险。在导入期阶段，一般企业主要做的都是产品二次开发的相关工作以及新的市场定位工作，这一阶段企业需要找好自己的位置，确定好经营模式。但是，是不是在这一阶段资金与技术风险就消除了呢？当然没有，导入期依旧存在资金与技术风险，而且这时来自市场的风险和压力会增大，所以不可掉以轻心。在这一阶段当中，市场风险主要取决于R&D成果的价值与市场潜在的需求是否相吻合，如果吻合，那么市场风险就会小很多；如果不吻合，那么市场风险将会非常大。

（3）成长期的风险。这里的企业成长期指的是企业研发的技术迅猛发展的阶段，一般来说，在这一阶段，企业产品设计工作都已经基本上完成，而且已经投入市场生产。这时企业投资的主要风险就主要来自于市场。

（4）成熟期的风险。这里所说的成熟期指的是企业产业成熟的阶段，在这一阶段，企业已经盈利、初具规模了，有了根基，各种风险就会大大降低，是企业发展的最好时期。

6.3.2 医疗创业投资的风险管理

1. 创业投资风险的分阶段重点控制

对企业投资风险进行分阶段重点控制是一种很好的规避风险的方式，分段重点控制可以降低投资失败的概率，而且在一定程度上可以缓解信息不对称的局面，这样一来，投资者就能够拥有更多的主动权。在正式投资某家企业之前，风险评估是重点，各类风险都应该考虑到。如果做道德风险评估，那么最好是选择那些信誉高、口碑好、有权威的专家或者是评估机构。在种子期阶段，千万不能看到理论天花乱坠就被迷得头晕眼花，理论要能应用于实践、批量生产才能够实现盈利，而且只有符合市场需求的技术才能更好地适应市场。在导入期阶段，可以进行产品的试营销相关活动，这样，可以比较真实地反映出市场的容量与潜力，如果能采用辛迪加投资方式进行联合投资，那么再好不过。在成长期阶段，关注的重点就要放到市场风险上去，开拓市场，加强营销力度，力争市场占有率。而在退出阶段，重点就是选择退出的时间与方式，这时应该做好投资动态评估的相关工作。如果创业投资获得了成功，那么可以加速辅导培育，加快上市步伐，力求利润最大化，但是一定要及时退出。

2. 创业投资风险的全过程管理

（1）关于创业资本投入前的一些风险管理对策。

集体投资方式。一般而言，非银行金融机构、商业银行、风险投资公司、大企业或者是富裕的家庭与个人都是创业投资的主体，他们可以为创业企业提供融资。如果采用集体投资，那么就可以规避因投资企业内部人员工作懈怠而产生重大失误的风险，同时，也可以降低道德风险。

分散投资方式。不要把鸡蛋放在同一个篮子里，创业投资也是如此。

辛迪加投资方式。在进行创业投资时，可以由多家创业投资机构联合起来进行某一项投资，这样就可以减小投资方的资金压力，强强联合，优势互补，降低投资失败的风险。

（2）创业资本投入后的风险管理对策。

合理地利用金融工具来服务自己，从而达到规避风险的目的。目前，我国利用较多的是可转换债券与可转换优先股，这两种金融工具都可以有效地降低投资成本、保障投资效益。

要积极参与到创业投资的后续管理控制中去。其一，应该组建强有力的董事会，为被投资企业的发展保驾护航。这样一来，投资方就可以加入到企业管理中去，能够更快地获得企业内部信息，有利于保证自身的收益。其二，帮助企业制定科学合理的发展战略。因为投资创业企业的风险还是比较大的，不确定性因素很多，而且还具有很高的替代性，如果能够制定好发展战略，就能为企业发展打下良好的根基，可以起到规避风险的作用。

医疗创业投资企业要想实现高收益，就不能将存在的风险给忽略掉，要科学合理地分析风险所形成的原因，将医疗创业投资风险管理的系统理论以及管理制度完善好，使投资的资金运作管理以及资金运作效率能够得到有效提高，尽可能地避免投资风险。除此之外，规避泡沫也是规避风险的一种方式。这样，在经济飞速发展的今天，医疗创业投资企业才能在医疗投资中占据一席之地，人们也会不断看好医疗创业投资，并朝着这一方向而努力。因此，有理由相信医疗创业投资的风险管理在医疗创业投资理性层面当中，将成为一个永恒的主题。⊖

⊖ 来自《企业导报》杂志。

7.1　医疗创业与投资管理部门

如果创新是中国发展的新引擎，那么改革就是必不可少的点火器，要采取更加有效的措施把创新引擎全速发动起来。

近期，医疗监管改革热点不断，一个职能更加集中、权责更加清晰、效率更高的监管体系正在建立起来，医疗监管正迎来深刻变革。

大部制改革：医疗的归医疗，市场的归市场

机构改革是政府职能转变的重要特征。20 世纪 80 年代，主题是"提高政府工作效率，实行干部年轻化"；90 年代是"适应市场经济体制需要"；到 2008 年，机构迎来更大调整，迈出了改革的关键一步。

机构改革可以化解政府部门中存在的机构重叠、职责交叉、政出多门的矛盾以及权限冲突，有助于减少和规范行政审批，简化公务手续和环节，提高政策执行效能。

《2018 年政府工作报告》指出，在今后一段时间，仍将全面提高政府效能。优化政府机构设置和职能配置，深化机构改革，形成职责明确、依法行政的政府治理体系，增强政府公信力和执行力。

在"放管服"顶层设计下，医疗监管也迎来了大改革。据已通过的国务院机构改革方案，涉及医疗行业监管变化的内容如下。

（1）组建国家卫生健康委员会。将国家卫计委[注]、国务院医改办、全国老龄办、工信部牵头的控烟职责，国家安监总局负责的职业安全监管职责整合，作为国务院组成部门。不再保留国家卫计委，不再设立国务院医改办。

业界认为，组建国家卫生健康委员会（以下简称卫健委），释放了几个信号，卫健委的职能将更加聚焦，侧重于国民健康政策的制定、医改持续推进、医疗服务监管等；而特意突出的"健康"二字，则凸显了由"治疗"向"防治"的转变，或对健康管理、养老、消费医疗等行业有正面引导。

（2）组建国家市场监督管理总局。将国家工商总局、国家质量监督检验检疫总局、CFDA（国家食品药品监督管理总局）等的职责进行整合，组建国家市场监督管理总局，作为国务院直属机构。

新组建的国家市场监督管理总局职责包括市场综合监督管理、市场监管综合执法、反垄断执法、质量安全、认可认证等；考虑到药品监管的特殊性，单独组建国家药品监督管理局，药品监管机构只设到省一级，药品经营销售等行为的监管，由市县市场监管部门统一承担。

实际上，在机构改革方案公布之前，药品监管机构已进行了创新尝试，全国已有十多个省市在执行市场监管综合执法，采取工商、质检、食药监"三合一"模式。从试验效果看，既有成效，亦有挑战，挑战在于药品监管职能弱化、监管队伍专业知识及技能欠缺等。机构改革之后，将直面这些挑战。

（3）组建国家医疗保障局。这是一个全新组建的部门，其职能由人社部城镇职工和城镇居民基本医疗保险及生育保险、卫计委新型农村合作医疗整合而来，即"三保合一"；还包括发改委药品和医疗服务价格管理职责、民政部医疗救助职责等。国家医疗保障局主要负责医保基金管理及医疗费

　　[注]　卫生委：根据第十二届全国人民代表大会第一次会议批准的《国务院机构改革和职能转变方案》和《国务院关于机构设置的通知》（国发〔2013〕14号），设立国家卫生和计划生育委员会，为国务院组成部门。2018年3月，根据第十三届全国人民代表大会第一次会议批准的国务院机构改革方案，将国家卫生和计划生育委员会的职责整合，组建中华人民共和国国家卫生健康委员会，不再保留国家卫生和计划生育委员会。因此，在2018年3月3日之前的，应为"原卫计委"；之后的，应为"卫健委"。

用支出，亦被称为"医保钱袋子"及"史上最强医保支付方"。

业界认为，医疗保障局统一管理医保基金收支之后，或对医疗服务价格体系形成、药品招标采购、医保报销规则等进行调整。考虑到医保基金承压，未来或进行更多以支付方为主导的控费，"医保支付谈判""按病种付费"等亦将持续推进。

其他与医疗监管关系较为密切的机构调整还包括：将全国社会保障基金理事会由国务院管理调整为由财政部管理，承担基金安全和保值增值的主体责任；改革国税地税征管体制，将省级和省级以下国税地税机构合并。国税地税合并后，实行以国家税务总局为主与省（区、市）人民政府双重领导管理体制。

业内认为，国税地税征管体制改革，有利于精简企业纳税流程，降低企业纳税成本，同时有助于建立更清明的纳税环境。

整体而言，机构改革方案将改变此前医疗监管"九龙治水"的局面，使得医疗、医保、医药改革联动，形成职责明确、权责清晰的监管体系。

7.2 医疗创业的民间组织社团

中国医疗健康产业投资 50 人论坛

我国的"十三五"规划纲要，将"健康中国战略"纳入其中。有机构预计，"十三五"期间围绕大健康、大卫生和大医学的健康医疗产业规模有望达到 10 万亿元量级。这无疑为对中国医疗健康产业兴趣浓厚的海内外资本提供了巨大的机会。

2016 年 5 月 19 日，在"亮·中国"[⊖] 第 45 期"亮·晚餐"中，华盖资本创始人、亮·中国执行主席许小林先生与近 30 位医疗产业及投资领域精

⊖ 亮·中国："亮·中国"位于鸟巢四层，是由鸟巢文化中心与首都金融服务商会共同发起的"文体"新平台，由严格甄选的百位联合创始人（深耕文体行业的企业家及投资家）众筹组建。"亮·中国"创客平台采取联合创始人与火炬导师双轨并行的机制，不但有万米孵化器，还有资本推动的创投基金，致力于打造文体创业生态圈，是发现和助力文体行业的未来之星。

英一起，共同发起成立了"中国医疗健康产业投资50人论坛"，签署了倡议书，开启了中国医疗健康产业投资50人论坛的筹备工作。

2016年10月28日，在第八届中国医药企业家年会上，筹备就绪的中国医疗健康产业投资50人论坛首届执委会正式成立，并召开了第一次会议。

君联资本董事总经理蔡大庆、中信证券投行部医药组负责人程杰、北极光创投创始人邓锋、华平投资董事总经理方敏、方源资本董事总经理吕明方、亮中国秘书长李虹邑、老鹰基金合伙人唐传龙、《E药经理人》杂志执行总编谭勇、亦庄国投总经理王晓波、九鼎医药基金总裁吴清功、华盖资本董事长许小林、远毅资本合伙人杨瑞荣、科华银赛创业投资公司总经理岳蓉、国药资本合伙人董事总经理张翼、原中信产业基金董事总经理曾志强这15位执委代表参加了本次会议。

会议审议了论坛章程，确定了论坛轮值主席、秘书长及执行秘书长的人选，提名了学术委员会及媒体委员会名单，并于2016年12月18日召开了中国医疗健康产业投资50人论坛成员首次会议。

在这个共享经济的时代，传统的"抢市场"式的各自为战思维已经不适合理性的市场逻辑，"寻求合作"是必然选择。

医疗健康投资市场的诸多特质对投资人提出了多方面多维度的深层次要求，有客观科学的理论基础、具备传统转型创新的产业背景以及医疗健康行业投资的深厚经验，中国医疗健康产业投资50人论坛，将成为未来医疗投资领域的航空母舰。

动脉网（vcbeat.net）——未来医疗服务平台

动脉网是一家2014年年初成立于北京的科技网站，是未来医疗领域的专业服务机构。动脉网是互联网医疗第一媒体，关注新技术对医疗健康的影响，建立互联网医疗创投平台，整合行业研究、媒体传播、投资融资和产业资源四个版块，全方位服务创业者。主要关注互联网医疗创业，以媒体的视角，站在新技术重塑医疗保健领域的当下去观察行业脉动。

动脉网旗下设有动脉网、蛋壳研究院、VB 群访谈、动脉网微信公众号、大夫微信公众号、VB 思享会沙龙、蛋壳路演等 O2O 多维度的服务单元。

重庆两江新区创新创业大厦麒麟座 C12-4，这是动脉网的大本营。动脉网远离北上广，远离那些每天都在生产新话题、制造新热点的地方。

2017 年 12 月 29 日，动脉网获得"2017 新浪医药年度最受关注媒体专栏"称号。

7.3　相关法规规范医疗市场秩序

创业投资的概念首次正式出现在我国政府的相关文件中，是 1985 年 3 月的《中共中央关于科学技术体制改革的决定》中提出的，"对于变化迅速、风险较大的高技术开发工作，可以设立创业投资给予支持"。同年 9 月，经国务院批准，国家科委、财政部共同出资成立了我国第一家专营创业投资的全国性金融机构——中国新技术创业投资公司，成为我国创业投资事业发展的重要里程碑。

1987 年 1 月，《国务院关于进一步推进科技体制改革的若干规定》中又进一步提出，要"进一步改革科技人员的管理制度，并在信贷、风险投资、股份集资、税收等方面予以扶持"。

1991 年 3 月，在国务院颁布的《关于批准国家高新技术产业开发区和有关政策规定的通知》中强调："有关部门可以在高新技术产业开发区建立风险投资基金，用于风险较大的高新技术产品开发。条件成熟的高新技术产业开发区，可创办风险投资公司"。

1995 年 5 月，《中共中央、国务院关于加速科学技术进步的决定》中再一次明确，要"发展科技风险投资事业，建立科技风险投资机制。积极吸收海内外资金支持科技事业"。

1996 年 5 月，全国人大通过的《中华人民共和国促进科技成果转化法》中规定："国家鼓励设立科技成果转化基金和风险基金，其资金来源由国家、地方、企业、事业单位以及其他组织或个人提供，用于支持高投入、高风险、高产出的科技成果转化，加速重大科技成果的产业化。"这是我国首次将创业投资概念纳入法律条款。

1996年10月，《国务院关于"九五"期间深化科学技术体制改革的决定》中再次强调，要"积极探索发展科技风险投资机制，促进科技成果转化。"

1998年3月，民建中央在全国政协九届一次会议上提出了《关于尽快发展我国风险投资事业的提案》（即当年两会"一号提案"），明确提出"必须借鉴国外风险投资的成功经验，大力发展风险投资事业，推动科技进步"，并从"明确把发展风险投资作为推动科技和经济发展特别是高科技产业发展的基本政策"等八个方面，提出了对我国发展创业投资事业的建议。

1999年8月20日，中共中央、国务院颁布《关于加强技术创新，发展高科技，实现产业化的决定》，明确指出："要培育有利于高新技术产业发展的资本市场，逐步建立风险投资机制，发展风险投资公司和风险投资基金，建立风险投资撤出机制，加大对成长中的高新技术企业的支持力度。引进和培养风险投资管理人才，加速制定相关政策法规，规范风险投资市场的市场行为。"8月22日，党中央、国务院召开了全国技术创新大会。

1999年12月，国务院办公厅转发了科技部等七部委《关于建立风险投资机制的若干意见》。《意见》中具体提出了"建立风险投资机制的意义""建立风险投资机制的基本原则""培育风险投资主体""建立风险投资撤出机制""完善中介服务机构体系""建立健全鼓励和引导风险投资的政策和法规体系"等内容。

2000年10月，我国第一部地方性创业投资规章《深圳市创业资本投资高新技术产业暂行规定》在深圳颁布实施。

2001年1月，《中关村科技园区条例》正式颁布实施，该条例首次将创业投资内容引入科技园区条例。

2002 年 3 月，朱镕基总理在九届全国人大五次会议上所做的《政府工作报告》中再一次提出，要"建立健全风险投资机制和科技创新激励机制"。

2002 年 6 月，《中小企业促进法》颁布实施，这是第一部针对我国中小企业的专门法律，其中指出："国家通过税收政策鼓励各类依法设立的风险投资机构，增加对中小企业的投资。"

2002 年 11 月 8 日，党的十六大报告中明确提出，要"发挥风险投资的作用，形成促进科技创新和创业的资本运作和人才汇集机制"。

2003 年 1 月，为规范外商投资创业投资企业，对外贸易经济合作部等五部门联合颁布《外商投资创业投资企业管理规定》。文中对外商投资创业投资企业的"设立与登记""出资及相关变更""组织机构""创业投资管理企业""经营管理""审核与监管"等内容做出了相应的规定。

2004 年 1 月，国务院颁布的《关于推进资本市场改革开放和稳定发展的若干意见》提出："要分步推进创业板建设，完善风险投资机制，拓展中小企业融资渠道。"

2004 年 7 月，国务院颁布的《关于投资体制改革的决定》中提出："要建立和完善创业投资机制。"

2005 年 11 月，国家发展和改革委员会等十部委经国务院批准联合制定并颁布了《创业投资企业管理暂行办法》，包括总则、创业投资企业的设立与备案、创业投资企业的投资运作、对创业投资企业的政策扶持、对创业投资企业的监管和附则等，旨在规范创业投资企业的投资运作，鼓励其增加对中小企业特别是中小高新技术企业的投资。

2007 年 2 月 15 日，财政部和国家税务总局联合发布了《关于促进创业投资企业发展有关税收政策的通知》。

2008 年 10 月，国务院办公厅发布了由国家发展和改革委员会、财政部、商务部联合制定的《关于创业投资引导基金规范设立与运作的指导意见》。

2014 年国家卫计委制定了"46312"工程，即建设国家级、省级、地级市、县级 4 级卫生信息平台，依托于电子健康档案和电子病历，支撑公共卫生、医疗服务、医疗保障、药品管理、计划生育、综合管理等 6 项业务应用，构建电子监控档案数据库、电子病历数据库、全员人口个案数据库 3 个数据库，建立 1 个安全的卫生网络，加强卫生标准体系和安全体系建设。

2015 年，第十二届全国人民代表大会上，李克强总理提出制定"互联网 +"行动计划，"互联网 + 医疗"行业进一步推动互联网与传统医疗行业的融合。

2016 年 6 月，国务院办公厅发布的《促进和规范健康医疗大数据应用发展的指导意见》中指出，将推动健康医疗大数据资源共享开放。

2016 年 10 月 25 日，中共中央、国务院印发了《"健康中国 2030"规划纲要》，其中特别提到加强健康医疗大数据应用体系建设，推进基于区域人口健康信息平台的医疗健康大数据开放共享、深度挖掘和广泛应用。

截至 2017 年 10 月中旬，国家级主管部门及地方主管部门陆续颁布了 2 000 多项医疗、医药行业相关政策和行政命令。其中，国家级主管部门颁布出台 400 余项，地方主管部门颁布出台 1 600 多项。从颁布单位看，国务院、人力资源和社会保障部、国家食品药品监督管理总局等是主体，国家中医药管理局、工业和信息化部等单位也参与了部分政策的制定。

纵观近年医药行业颁布的政策，大致有三个着力点：医药研发、医药生产、医药流通使用，着力的方向在于优胜劣汰鼓励创新、一致性评价提高药品质量和流通整治，2017 年颁布的政策也延续了这一思路。

回顾近年已经发布的医药产业政策，多为此前政策的延续或持续推进。

医疗行业本身是政策导向明显、结构固化的行业，系列改革将充分发挥顶层设计的主导优势，同时调动社会资源力量，为居民提供层次丰富、结构合理的医药医疗服务供给。作为"政策大年"，2017 年也成为产业发展重要的时间节点。

很多机构与投资者都紧跟国家战略部署，在医疗卫生行业进行布局。

那么，对于医疗创业投资，国家有什么优惠政策呢？

7.4 优惠政策下医疗的新发展

"新医改"提出了建立"多层次、多样化"医疗服务体系，全面满足人民群众医疗服务需求的目标。在这一顶层设计之下，社会办医政策逐年细化，可操作性更强，为资本进入创造了有利条件。总结起来就是放开门槛和建立标准。

2013 年 10 月，国务院印发了《关于促进健康服务业发展的若干意见》（以下简称《意见》），其中指出，创业投资是实现技术、资本、人才、管理等创新要素与创业企业有效结合的投融资方式，是推动"大众创业、万众创新"的重要资本力量，是促进科技创新成果转化的助推器，是落实新发展理念、实施创新驱动发展战略、推进供给侧结构性改革、培育发展新动能和稳增长、扩就业的重要举措。

放管结合、优化服务改革，不断完善体制机制，加快形成有利于创业投资发展的良好氛围和"创业、创新＋创投"的协同互动发展格局，进一步扩大创业投资规模，促进创业投资做大、做强、做优，培育一批具有国际影响力和竞争力的中国创业投资品牌，推动我国创业投资行业跻身世界先进行列。

《意见》提出，一是培育多元创业投资主体。鼓励行业骨干企业、创业孵化器、产业（技术）创新中心、创业服务中心、保险资产管理机构等机构投资者参与创业投资，鼓励包括天使投资人在内的各类个人从事创业投资。

二是拓宽创业投资资金来源。大力培育和发展合格投资者，建立股权债权等联动机制，有序发展投贷联动、投保联动、投债联动。

三是加大政策扶持力度。完善创业投资税收政策，建立创业投资与政府项目对接机制，研究鼓励长期投资的政策措施。

四是完善相关法律法规。构建符合创业投资行业特点的法制环境，落实和完善国有创业投资管理制度，支持有需求、有条件的国有企业依法依规地按照市场化方式设立或参股创业投资企业和创业投资母基金。

五是完善退出机制。完善全国中小企业股份转让系统交易机制，规范发展专业化并购基金。

六是优化市场环境。实施更多的普惠性支持政策措施，创新监管方式，加强事中事后监管，严格保护知识产权，优化监管、商事、信用等方面的市场环境。

七是推动创业投资行业双向开放。按照对内外资一视同仁的原则，放宽外商投资准入，简化管理流程，鼓励外资扩大创业投资规模。坚持走开放式发展道路，提升我国创业投资企业的国际竞争力，鼓励境内有实力的创业投资企业积极稳妥"走出去"。

八是完善行业自律和服务体系。加快推进依法设立全国性创业投资行业协会，健全创业投资服务体系，加大教育培训力度，吸引更多的优秀人才从事创业投资，提高创业投资的精准度。

《意见》要求，要加强统筹协调，完善相关机制，密切发展政策和监管政策的协同配合，建立相关政府部门促进创业投资行业发展的信息共享机制。各地区、各部门要按照职责分工，抓紧制定相关配套措施，加强沟通协调，形成工作合力，确保各项政策及时落实到位。

《意见》提出要大力发展第三方服务，引导发展专业的医学检验中心和影像中心。2017 年 2 月 21 日，国家卫计委发布《关于修改〈医疗机构管理条例实施细则〉的决定》，新增"医学检验实验室、病理诊断中心、医学影像诊断中心、血液透析中心、安宁疗护中心"五个医疗机构类别。2017 年 8 月，官方再次发布《关于深化"放管服"改革激发医疗领域投资活力的通知》，将第三方医疗服务机构的种类从此前的五类扩容为十类，陆续推出七类第三方医疗服务机构建设基本要求和运营规范，其中包括：康复医疗中心、护理中心、消毒供应中心、中小型眼科医院、健康体检中心。在制定标准方面，由于《医疗机构管理条例实施细则》于 1994 年开始执行，已经不适应监管需要，在新的产业环境和发展需要下，修改谋划已久。

第三方医疗服务机构，又称"独立医疗服务机构"，是指在传统的医院体系外设立、专注于提供某项诊断、检验或专科医疗服务的机构。近年来，政府不断出台相关政策鼓励社会资本办医，推动第三方医疗服务发展，以此作为公立医疗体系的补充，以解决看病难、看病贵的问题。

第八章
医疗创业投资沉思录——失败心酸案例

8.1 案例 1 一个好创意是如何杀死一家移动健康创业公司的?

美国移动健康公司 Pact 是哈佛大学毕业生创业的项目,它起始于一个绝妙的创意,还曾获得著名投资者的背书,但产品运营五年却始终未有突破。Pact 公司于近日向用户发出通知,称将在 2017 年 8 月底之后停止运营。五年里移动健康市场早已时过境迁,Pact 最终能做的也唯有放弃。到底什么导致了失败,或许有许多缘由,但从某个角度来看,Pact 似乎是被自己的好创意"坑"了。

靠一个好创意可以起步

在以往看来,许多人都认为创业就是要有一个好创意,人们在咖啡馆里聊天,头脑风暴很畅快,千万个创意就这么迸发出来;Pact 多半就是其中之一,但不得不承认,Pact 还是其中别出心裁的一个。

大多数人对健身运动都有严重惰性,有美好的意愿,却很难持续付诸实施。Pact 的创始人们想到了一个主意,让大家为自己设定的健身或饮食目标下赌注。你需要真的拿出钱作为押金,如果最终没有完成,就只能认输,接受损失。

这些目标设定会很具体,耗时不长,实现难度不高,以促进日积跬步、终成千里。用户下注的资金一般也是小额的，例如为一周 30 分钟健身下注 5 美元。如果目标按预期达成，你不但能拿回押金，还能获得一定奖励。

Pact 的创始人相信，追究责任是追求健康的有力工具，利用人们会为了避免遭受金钱的损失而愿意克服惰性的心理，来实现更有效的行为激励。

让你自己更健康的同时还能赚钱，这样反常识的概念让 Pact 很快吸引了首批用户。Pact 的 App 于 2012 年年初正式发布，首年运营就促成了超过 500 万人次的健身活动，用户目标达成率高达 92%，似乎很符合当初所想。

2013 年年底，初见成效的 Pact 获得了著名风险投资机构 Khosla Ventures 的青睐。Khosla Ventures 在医疗健康领域颇有耕耘，是数字健康领域最活跃的投资方之一。与此同时，跟投资本还包括 PayPal 的联合创始人麦克斯·拉夫琴（Max Levchin）。Pact 共计获得 150 万美元的天使投资。

好创意不是竞争力

很多时候创业往往始于一个自认为与众不同的创意，这往往成为你区别于同领域其他公司的标识，以至于你很容易就错误地认为这个独一无二的创意就是你的核心竞争力。这种想法可能铸成大错。

创意本身并无专利可言，你无法用它将后来者挡在门外，它很容易被复制。而那些容易被理解、可行性高的创意更容易被复制。你可以把它作为敲门砖，但却不能当作护城河。

Pact 尤其如此。Pact 的产品创意看似简单明了好执行，且能直接与支付相关，但实际上却很单薄。Pact 的 App 本身除了交付抵押金以给予用户压力外，并没有其他健康管理的实时性功能，然而健身健康除了用户行为激励外，还涉及很多环节，即便是用户行为激励也不是只有交付押金一个办法。但自始至终 Pact 看上去更像一个插件，难以撑起一个更大的想象空间。事实上，Pact 确实有作为插件嵌入到 Myfitnesspal、Fitbit 等移动健康应用中。

2012 年前后，在移动健康市场上的竞争才刚刚拉开帷幕。2013 年

Myfitnesspal 才进行 A 轮融资。当时的市场还不饱和，用户们接触这种健康 App 的时间不长，能被开发出来的潜在需求也尚有空间。陆续有一大波移动应用进入这一市场，它们的开发者可能是可穿戴设备公司，也可能是著名运动健身用品品牌，还有知名的连锁健身会所，他们都在想方设法为用户提供更多服务，以延伸自己的价值范围，打造更大的圈层。

这些 App 的核心目标只有扩大用户规模和增强用户黏性。为此，许多应用从功能上讲逐渐变得更周到，更完善，就用户激励而言，游戏化的策略几乎每家都会植入，实质上大同小异。对这些更大号的 App 来说，只需新开发一个插件，就可以复制押金激励法了。对它们来说，这不过是多个锦上添花招数中的选项之一，但 Pact 却只有这一招，相形之下显得愈加单薄。

好创意未必是盈利模式

我们能看到 Pact 似乎将一切动作都专注在押金激励法上，但仅是如此，这并不能营造出一个有增长潜质的盈利模式。

因为缺乏实质性功能，Pact 无法像其他健康应用那样采取客户分级订阅收费的方式。然而，因为 Pact 的产品特点，用户一开始就会有押金支付行为，公司因此当然会有一定流水进账。基于违约用户押金被扣，刨除奖金资金，Pact 仍有可能留存部分资金作为营收。这也可能是 2014 年之后 Pact 未进行下轮融资却还能坚持长达三年多的重要原因。

我们可以初步计算一下这种盈利模式的可能性。根据所了解的信息，Pact 用户支付 5 美元作为每次目标的押金，完成后拿回 5 美元之外还能获得大约 30~50 美分的奖励。Pact 用户目标的完成率统计为 92%。也就是说 100 个用户中 8 个用户付出 40 美元，分给 92 个用户，平均计算得出约每人 43 美分；如果 Pact 留存一部分，假设为 8 个用户各 1 美元，则 92 个用户每人能获得的奖励是约每人 35 美分。35 美分正好落在用户获得奖励的范围内。逻辑上看是可能按这个押金 20% 的扣留方案来获得营业收入的。

如果这就是 Pact 的营收模式的话，我们可以大致结算 Pact 的年营业收入额。据 Pact 创始人最近言论称五年来用户在 Pact 共进行了 4 000 万次健康活动。那么我们按用户量逐渐增长来估计，假设最近一年内的健康活动进行了 2 000 万次。那么 Pact 一年的营业收入大约可以这样计算：2000 万 ×（1–92%）× 1 美元 =160 万美元。

这样一个营业收入规模，除去各种成本恐怕只能维持一个几人规模的小团队。对于有远大理想的哈佛大学毕业生和 Khosla Ventures 这样的大天使投资人来说，显然是远远不够的。

关于如何扩大营业收入空间，Pact 始终执着于押金激励这一妙招。在拿到天使投资后，Gympact 这个最初命名被放弃，这是因为 Pact 围绕押金激励，新增了健康饮食方面的行为目标设置。再接着，我们可以看到，抵押金额度在提高。从最初报道中所说的每周 5 美元的金额，到后来，可以设置每天 20~30 美元的惩罚押金，默认设置仍是 5 美元。如果完成率不变，抵押金额度越高，违约金额总量自然会越大，但这仍旧取决于用户意愿，也不能无限制拉高押金，这个策略无法带来持久性的增长。

而增加收入最主要的途经是增加用户数量，这没有得到足够有效的实现。Pact 首年运营已有 500 万人次的项目执行量，最终所称五年共计 4 000 万的量（实际上官网数据显示的量可能只有约 2 260 万），不难发现五年来用户增长幅度十分有限。

我们并不知道 Pact 的活跃用户量数据，但可以简单估算一下。假设每个用户每周执行一次健康项目，按一年 2 000 万次的量意味着约有 38 万的活跃用户。而在 Pact 执着于它的押金激励法的这几年里，其他健康管理 App 有的已今非昔比。2016 年 MyFitnessPal 已拥有 1.65 亿的用户，2017 年可穿戴设备 fitbit 的活跃用户数也增至 2 320 万。事实证明，押金激励法是个好主意，它确实有效，但它似乎并不是必须的，它也无法支撑更大的营收期望。

创意太刁，可能存在逻辑隐患

一旦你有一个与众不同的主意出现在脑海里，它往往会不断强化，变得再也无法挥去。这个想法越是别出心裁，你就越可能得意忘形。通常而言，别出心裁意味着缺乏验证，对创业而言，因为它带着古怪，很有可能违反某一环节上的商业逻辑。而因为太得意自己想到这个古灵精怪的办法，潜意识里会选择无视那些可能反逻辑的隐患，不愿意去推翻这个创意。

Pact 的模式就存在这样的逻辑，简单地说就是：将自己的快乐建立在别人的痛苦之上。如果 Pact 的营收模式如我们所想，那么其目标达成率越低，Pact 的营收就会越高，Pact 作为商业组织的营收目标，没有办法与用户追求的价值目标保持一致，这会让 Pact 丧失促进用户达成目标的动力。即便 Pact 的营收不是我们所想的那样，但达标用户所获得的奖励也是来自于其他用户未达标所损失的押金，从逻辑上说，用户会期望其他人有更多人不达标，以获得更多奖励。

一个好创意可以帮助你起步，却无法伴你远行。事实上，在移动应用发展的头几年，有许多别出心裁但过于单薄的应用诞生，其中有些逐渐丰满起来，而有些却停滞不前。一个可能只是灵光一现的好创意，相比商业洞察能力、技术能力、资源整合能力等，可能真的不值一提。

8.2 案例 2 创业者自白：我的互联网医疗项目为何会失败？

杰夫·诺维奇（Jeff Novich）以一种少有、诚实的内省，分析了为何他的数字化医疗公司最终创业失败。他的公司原本是研发医患沟通平台、为医生进行患者的客户关系管理的门户网站。动脉网找到了他最初发表于 2013 年 1 月的自白，细述了当年创业失败的惨痛教训。

我的父亲是一名全科家庭医生，2009 年他请我帮他开发一款产品，能让他的病人通过网络找他而不再是通过电话。这个简称为 PC（Patient Communicator）的医患沟通平台是基于这几方面而建成：患者门户网站＋

医生的客户关系管理系统 + 业务管理系统。这套系统完全改变了我父亲的业务。随后在 2012 年 1 月，我成为第一批加入 Blueprint Health 的创业者，这是一家医疗科技孵化器，是 TechStars 公司的一个分支，我和联合创始人拉里·科布林（Larry Cobrin）一起用了三个月时间试图让这个医患平台商业化。

我们所有的努力，包括数百个推销电话、数以万计的邮件、研讨会、福克斯新闻直播、广告，同时利用我们自己的人脉以及 Blueprint Health 公司的圈了——最终成果是获得了一位付钱的医生用户（他后来破产了），再就是与一家小型的做了 20 年电子病历（EMR）的公司达成合作协议。

我们又花了三个月设法筹集资金，拜访了 40 多个投资者，但最终我们决定放弃，之所以做出这样的决定，理由如下。

1. 业务 > 产品

PC 最初是为我父亲的业务设计的产品。着手十分直截了当，我从来没有评估过病人对门户网站的市场需求。要想把给特定用户设计的产品进行商业化，推向市场，其实是一件非常困难的事情。

我记得我在产品研发的那两年里，经常问我父亲："爸爸，XYZ 这些特性是其他医生也希望自己的办公室能用上的吗？这些也是其他医生需要处理的吗？"我父亲的答案通常是肯定的，这助长了我的想法，让我觉得我们所开发的这个产品会有广泛需求。同时，我从来没有真正花时间试探其他医生，看看是否有人也想这样做并使用 PC。其他的一些加入 Blueprint Health 的公司也都以评估某个产业中的需求或痛点为起点，这也解释了为什么其中很多公司还没有开发出产品。

2. 坚不可摧的黑箱

我了解到，典型的医生办公模式在一个顽固的"黑箱"中运作，也就是说，医生不会改变他们的基础设施。他们不愿意尝试任何影响工作流程的新技术。他们固执地保留 80 岁的老秘书、转盘拨号电话、纸图表、传真机、

10 人制的工作人员，而销售一套 PC，则意味着我们会打破那个黑箱，让内部和外部都进行重整：医生将需要调整行为，工作人员需要使用新的系统，患者们将不得不学习新的网站。事实证明，不经历一场斗争，这些根本就不会发生。或者，就电子病历（EMR）而言，如果没有大量的政府补贴来鼓励医生加入 21 世纪的电子病历，我们也不会争取到大量用户。

正如一名销售人员告诉我，这是一场地面战。打赢战争的秘密是什么？给这样的黑箱提供服务，还得获得明确的回报。ZocDoc 启动时，并没有触及办公领域，他们只是说："每个月付 250 美元，我们将处理二四十个新病人。"如果医生处理这些患者的纸质表格和传真机的开销太高，那是他们的问题。同样与 Five O Clock Record 公司的一笔交易，并没有任何触及原有工作流内的费用，反而是在这个黑箱之外操作，在他们和律师事务所、要求医疗记录的保险公司之间进行。他们管理这些需求并收费，也参与行动。秘书仍然要把病历拿来坐在一台传真机前工作 12 小时（这是一个"黑箱内部"的任务），但至少发出请求和收费将在网站进行处理。

3. 我父亲的运作只是例外，而非典型

与几乎所有曾与我交谈过的医生不同的是，我父亲接受并欢迎新技术，乐于进行不懈的尝试，改善业务运作。他期望优化一切，很乐意尝试转换到一个新的计费系统，只要这个新系统能提供更多价值。而其实一名医生在办公室会多年使用相同的技术，害怕或是不愿意做出改变。我父亲会理性务实地思考如何降低成本。他会学习新技术，缩减员工，并转向做更多的"文秘"工作。而我对市场的假设大多基于我父亲在技术方面的非典型运作、非典型的前景而做出。

4. 医生拖累了技术接受度曲线

我们在市场上发现，医生们通常都是技术采用的"落伍者"。尽管他们可能会买最新的 iPad，但是这并不会转化为提高经营效率或意愿以适应他们的工作流程。他们紧抓传真机，依靠员工电话应对，他们宁愿停止业务

或是保持不饱和的团队业务，也不控制和更新他们的运作，以获得最佳业务状态。

5. 医生们遥不可及

除非你已经有了一个清晰的分销渠道或者合作伙伴，否则得到医生的重视真得凭好运气了。医药、保险、医院、团体业务等都花费大价钱试图获得医生的关注。医生们通常被"卖给"很多企业和服务，所以你需要找到一种办法绕过这些噪音进到医生的耳朵里。但医生习惯了获得夏威夷高尔大之旅、提供午餐之类的活动（可能比以前少，但这种思维定势仍然存在）。我们想尽办法找机会与医生交谈，这几乎不可能。坚持固然重要，但代价值得吗？即使我们筹集到资金，又要如何清除这种障碍？

6. 患者门户网站已经商品化

大多数的电子病历都在类似的系统下运作。我们的产品可能比这些患者门户网站领先了五年但这并不重要。电子病历将患者门户网站视为一件微不足道的小事（通常用户体验很差），医生们通常认为这些应该是免费的，或者非常廉价。对于这样的产品，通常医生和市场认可的价值很低，估价大约50~100美元/月。我们拜访了数十个 EMR 服务商，他们有相似的判断。其中一个 EMR 服务商坚持以 20 美元/月的费用与我们合作！可是同时，我的父亲能在这个行业只用 15% 的管理费用而不雇用职员，给患者提供优质服务而不增加成本，这都得归功于使用了 PC。我确信 PC 的价格在 200~400 美元/月，但我没能做到。

7. 拥挤的市场

我们最初是从产品起步，在与世隔绝的状态下开发这种"患者通信器"的。我应该让我的父亲尝试找找当年的市场上是否有什么能做到他想要的75% 的产品。如果我们当时真的这样做了，我们可能永远也不会开发 PC。如果那时我们仍然坚持开发，我们也能充分了解我们的区别要素是什么。毕竟我父亲已经和他的患者尝试过一些产品，而且已经看哪些有效、哪些无效、哪些是缺乏的，其中，我们就能发现可能值得追求的功能性差异。如果我们以这种方式继续进行开发，我们就不会如此费劲地向投资者解释EMR，为什么PC与市场上所有其他的患者门户网站不同。我们可能已经完全了解我们究竟如何以这种方式适应生态系统，或者更重要的是，我们可能根本就不会尝试优先建立它！

8. 缺乏激情

处理完上述所有事情后，我对医疗保健和创新的状态大失所望。起初，我很生气，因为我亲眼看到了这个产品对我父亲的业务和他的1 200位患者产生了令人难以置信的影响。这种模式——少量业务、大量接触、低管理费用、并利用技术来提高运营效率和提供护理——驱使我加入Blueprint health，并做出决定全职推进医患沟通平台。但我意识到，许多真正在医疗领域赚钱的业务，与优化全科医生服务没什么关系。实际上，我们没有客户是因为没有人真正对我们正在推销的模式感兴趣。医生希望有更多的患者，而不是高效率地办公。要克服的困难太多，我想不如寻找一个更容易奏效的领域。

9. 没有首席技术官

这是最后一条，因为我认为这是我们失败的原因中最不重要的一条。我们需要一位全职、现场办公的首席技术官来改进产品。当我们发现对产品有意见的医生，我们必须考核成本来权衡所有的改进及调整，这并不是成功的科技公司应该做的。你需要每天都有个重要的合伙人角色不断完善产品，对各种功能进行测试，看到什么能赚到钱就先干什么。正如大多数创业公司一样，我们没有足够的智慧做这些决定。初创公司初期遇到的挑战是，为很多自己的发展计划提供资金，而不是为产品开发提供资金，这始终将会阻碍成功。

我希望我的经验感受对医疗创业者有所帮助。我虽然对行业气馁，但我知道有很多有才华的人正在努力改善这些，而这对大家都有好处。在医疗保健行业看到的最令人沮丧的事情之一，是信息的快速流动和潜在的挽救生命的真正合作其实并没有发生。也许医疗企业家能推动行业朝着正确的方向前进。

杰夫·诺维奇曾多次创业，已经将十几种产品推向市场。之前，他在一家汽车服务公司 Groundlink 担任移动产品经理。他还是社交学习应用 Grockit 的所有者，这家公司最近刚被卡普兰（Kaplan）收购。

8.3 案例3 私募合伙人：数字医疗创业失败大多因为没弄清谁来买单

卡斯珀·德·克莱克（Casper De Clercq）在诊断医疗设备和制药公司有 20 年的运营经验，而最近 10 年他开始医疗领域的投资工作。作为 Norwest Venture Partners（NVP）的合伙人，卡斯珀接触过不计其数的数字医疗创业公司，这些公司试图兜售他们的解决方案，但许多人最终会失败。

在卡斯珀看来，60% ~ 70% 的数字医疗创业公司的失败，得归咎于不清晰的市场战略，并且没有弄明白究竟最终是谁会为他们的产品卖单。大家的期望是消费者们会承担起昂贵的医疗费用，但是目前还并非如此。眼下，从谁来买单的视角来看，医疗服务机构、支付方和企业雇主仍旧是新兴创业者的首要客户。

"最终，提供的解决方案必须让权益相关者感到合理。"卡斯珀说。在评估创业公司的解决方案时，卡斯珀通常要问三个问题：（1）谁会对你方案的价值在意？（2）方案是否可行？（3）对此在意的这个群体是否会为此付费？

这意味着，客户付出的投资与能获得的回报需要迅速地产生关联。目前在计划中，保险公司正在寻求降低成本的途径，而医疗服务机构得要承担起更多的公众医疗保健支持，并且这是长期状态。

"因而用更好的解决方案介入其中显得很有必要，"卡斯珀说，"对支付方来说，经过 12~18 个月能看到他们的投入物有所值；而对自保险[⊖] 雇主而言，大约需要 2~3 年时间。"这就是为什么他认定对复杂动机和支付体系的深入理解是数字医疗创业公司建立成功商业模式的关键。这也是为什么 NVP 所认同的创业者必须具备医疗和 IT 两方面的知识背景。动脉网认为，虽然中国的医疗费用支付体系与美国有所不同，但后面的逻辑是一样的。此外，就保险公司而言，其立场也是一样的。

卡斯珀看到许多创业公司正试图帮助医生和病患之间进行直接沟通，但卡斯珀认为，医生们事实上并没有多少时间与患者们互动。这是一个高强度的工作，医生与每个病人往往仅有 15 分钟的沟通时间。与其提供一个增加医生与病人之间沟通的解决方案，不如为病人解决看病难的问题，同时降低普通医生的工作量。

卡斯珀给互联网医疗创业者的建议是：事情往往比你想象得要耗费更多一些时间。人们还需要一个周期去接受已经形成的商业模式，与此同时，必须有几个做得对的先行者。

8.4 案例 4 Conatus 的 NASH 肝病药物 2 期试验失败，股票暴跌逾 56%

Conatus 成立于 2005 年，是一家处在临床阶段的生物技术公司。该公司致力于开发治疗各种肝脏疾病和癌症的创新疗法。Conatus 于 2013 年以 11 美元的开盘价在纳斯达克上市，股票代码为：CNAT。

2018 年 12 月 5 日，位于美国佛罗里达州的生物技术公司 Conatus（纳斯达克股票代码：CNAT）在其官网上宣布，其正在研发的非酒精性脂肪性肝炎（NASH）药物 emricasan，在 ENCORE-PH 2b 临床试验中错过了主要终点，这是该公司自 2018 年 4 月份以来，在肝病药物领域的第二次临床试

⊖ 自保险公司（Captive insurance Company）是指由工商企业和金融集团成立，主要承保成员企业业务、规避成员风险的保险公司。

验失败。消息公布以后，Conatus 的股票价格在盘前交易中应声跌至 1.94 美元，跌幅超过 56%。

此前，emricasan 在一项小型中期试验中显示出的非凡的潜力，使 Conatus 成了行业里众人瞩目的焦点，也引起了制药巨头诺华公司的关注。2016 年，两家公司签署协议，共同开发 emricasan 药物。2017 年，诺华公司向 Conatus 支付了超过 5 000 万美元，以获得 emricasan 的全球开发和商业化许可。根据当时的协议，如果 Conatus 的药物达到了开发、监管和商业化里程碑，诺华公司可能会向其支付高达 6.5 亿美元的里程碑费用。但不幸的是，Conatus 在 2018 年 4 月到 12 月的 8 个月内接连经历了两次试验失败。

Emricasan 是一种口服的活性半胱天冬酶抑制剂，旨在降低可导致炎症和细胞凋亡的酶的活性。Conatus 认为，通过降低这些酶的活性，这种半胱天冬酶抑制剂具有阻断多种疾病进展的潜力。到目前为止，Conatus 已经在 17 项已完成的临床试验中对大约 700 名患者进行了研究，这些患者涉及广泛的肝脏疾病。此前 emricasan 在多次 2 期临床试验中，表现出了对改善患者肝功能测量结果及抗纤维化治疗的良好影响。

而此次引发 Conatus 股票崩盘的 ENCORE-PH 2b 试验启动于 2016 年的第四季度。研究人员在此次试验中招募了 263 名 NASH 患者，随机分组接受不同剂量的 emricasan 和安慰剂治疗 24 周。截至观察结束，临床结果表明，emricasan 在改善肝静脉压力梯度（HVPG）方面并不优于安慰剂，这是导致该研究错过其主要终点的主要原因之一。

由于 2019 年其余两项关于 emricasan 试验的结果即将面世，Conatus 认为它仍有机会收集进入关键项目所需的临床结果。但接连两次临床试验的失败，导致投资者对 Conatus 的前景持悲观看法。

8.5 案例 5 这些企业为什么死去？

曾经在网络上流传一份移动医疗死亡名单，关注该报道的创业者非常多。名单中披露了20多家死去的"互联网＋医疗"企业，但其中只有四家获得了天使投资，多数企业没有获得投资就已经死掉。分析这份名单的价值其实并不大，每年新创立的公司数不胜数，很多时候可能我们还没来得及收录就已经倒闭。

这次动脉网统计的死亡名单全部是有获得投资的"互联网＋医疗"企业。有获得投资，第一，说明这些企业的创始人、团队和商业模式已经得到了资本的初步认可；第二，这些企业在资本的支持下，能够更好地去实现自己的想法。所以，这份死亡名单能够带给我们的启示就更有价值。

我们是如何判断一家企业是否死亡

既然我们关注的是"互联网＋医疗"企业的生存状况，那么我们首先就是从互联网着手，主要从以下四个方面去做企业调查。

第一，查看企业App的更新时间，下载使用。手机App一般是"互联网＋医疗"企业触网的主要产品，如果App半年以上未更新，加入死亡企业名单待查。

第二，查看企业微信公众号，关注并使用，内容三个月以上未更新的，加入死亡企业名单待查。

第三，没有App和微信公众号的企业，查找企业官方网站，企业新闻三个月以上未更新的，加入死亡企业名单待查。

第四，查询企业官方网站所公布的客服电话和工作电话，工作时间拨打电话看是否有人接听。

以上是我们作为用户去尝试使用产品和联系这些企业的常用方式。当然，我们要判断一家企业是否死亡，必须非常小心谨慎，以上四个条件必须全部满足才能做出最后的判断。在最开始的第一轮企业整理中，我们找出了66家疑似死亡的"互联网＋医疗"企业。但是在经过后两轮的电话核实之后，我们排除掉了28家，最后确定的死亡名单是38家。

被排除掉的28家企业多多少少在产品上有些问题才会一开始被我们列

入名单中，比如 App 应用和企业公众号长时间没有更新，网站无法打开等。虽然最后经过电话核实，这些企业仍在运营，被我们移出名单。但是，作为"互联网＋医疗"企业，忽视了互联网和移动互联平台上的内容更新并不是件好事。它们虽然现在还活着，还能坚持多久就只能打一个问号了。

38 家企业总融资量接近 1 000 万美元

这 38 家企业的总融资额达到了 965 万美元，加上一些企业未透露的投融资数据，总量应该超过了 1 000 万美元。其中，获得投资额最高的就是 2018 年曝光度最高的"药给力"，总计获得 166 万美元投资。药给力第一轮天使轮获得数百万元人民币的投资，而 A 轮由同渡创投、中国平安（平安创新投）、联创策源共同投资了数千万元人民币。排名第二的是一家智能健康硬件厂商，总计获得 159 万美元的投资。该企业所生产的智能健康硬件产品体脂秤在网上还有销售，但是微信公众号的内容更新在 2016 年 6 月停止，官网 BBS 关闭，公司的办公电话和 400 服务电话连续三天都无人接听，应该是遭遇了重大变故。如图 8-1 所示。

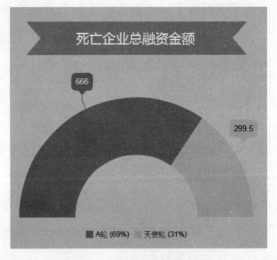

死亡企业总融资金额

666

299.5

A轮 (69%)　天使轮 (31%)

图 8-1　死亡企业总融资金额

七家企业进入 A 轮

大部分死亡企业还停留在天使轮，天使轮的获投金额绝大多数在 100 万元人民币左右。但是，在产品经过验证后发现市场接受度不高、盈利模式不清晰的原因下，很难再获得资金。有七家企业能进入 A 轮，它们的占比也非常高，达到了 18.4%。这些企业无论在名气还是用户数据上其实都已经有了一定的基础。资金对于企业来说是很重要的，但是导致其失败的原因是也是多方面的。如图 8-2 所示。

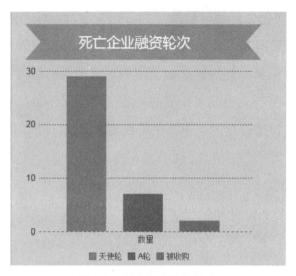

图 8-2　死亡企业融资轮次

互联网背景是关键词

死亡企业中，创始人具有互联网行业背景的一共有 27 家，占其中的 71%，而具有医疗背景的只有三家，占其中的 7.9%。医疗过程对比较专业，如果互联网人没有深入对医疗行业进行了解，导致错误判断市场痛点，没有找到好的盈利模式，就很容易失败。同时，医疗行业进入门槛高，是否掌握真正的医疗资源才是决定"生死"的问题。如何把握住患者真正的需求，并将需求转化成产品，这是移动医疗企业不能忽视的问题。如图 8-3 所示。

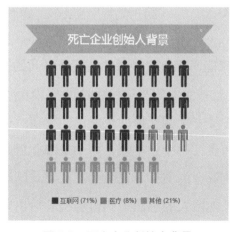

图 8-3　死亡企业创始人背景

健康保健和寻医诊疗领域最多

绝大多数互联网人只能切入门槛相对较低的健康保健和寻医诊疗这两个市场，因为它们属于轻医疗、轻技术领域。但是，这两个领域的很多细分市场都已经有了行业独角兽，要想获得成功非常不易。特别是近两年成立的健康保健和寻医诊疗的企业能获得成功的更少，除非是"平安好医生"这种能够依托于大平台的项目。如图 8-4 所示。

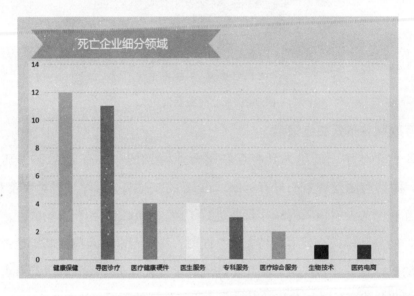

图 8-4　死亡企业细分领域

平均存活时间

我们统计了 25 家能明确查出最后产品更新时间的企业，记录了它们从诞生到死亡的时间。这些企业的平均存活时间为 19.6 个月，活过 24 个月的企业占比较大，而不足一年就死掉的企业也同样多。这说明了创业型企业死亡的两个关键时间点，一个是早期，一个是成立后的第三年。我们统计的企业都已经有天使资金的支持，说明了商业模式已经获得了投资人的认可。这一年中，如果创始人的想法得到市场检验后出现偏差，后续资金就会出现问题。如果创始人一心忙于商业模式的改进，忽略了融资和商业模式并行，那就更危险了。所以，能从天使轮熬到 A 轮，必须在商业模式和产品两方面得到验证。如图 8-5 所示。

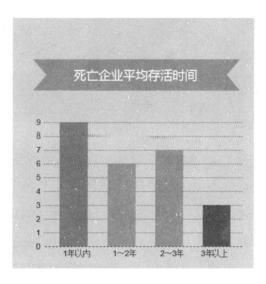

图 8-5　死亡企业平均存活时间

同时，第三年也是创业企业的一个难关。此时企业可能会有更好的资金支持，但是商业模式没有突破，产品不盈利，仅仅依靠补贴烧钱积累用户，就很容易死在这个时间点上，特别是线下 O2O 企业。

资本短缺不是死亡主因

而在死亡的企业中，虚假痛点成为死因中排名最高的选项。作为首家拿到 A 轮投资的送药 O2O 企业，药给力在今年的倒下，无疑让整个行业感到寒意，倒在了 B 轮的门槛上。从药给力市场总监连佳星发布的公告来看，药给力暂停服务的主因是融资失败导致资金链断裂。"我们团队一度在融资背景艰难的情况下，从 2015 年 12 月到 2016 年 9 月，一直把宝押在了一家已确定投资的传统药企身上，连投资协议都走完了，变卦其实只在一夜间，但调整已经来不及。"将失败归结为资金问题，这似乎是很多 O2O 创业者惯用的解释。如图 8-6 所示。

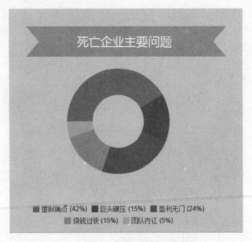

图 8-6　死亡企业主要问题

　　但是，在动脉网看来，这种能简单复制的线下 O2O 模式本身的盈利模式才是导致药给力死亡的原因。首先药品是低频刚需的商品，尤其是非处方药；其次是物流方面的大量支出，盈利模式无法支撑后续的发展；最后，药给力的数据本身就存在水分——通过 0.1 元的创可贴刷起来的订单量，和通过烧钱积累的用户，其实毫无价值，注水的数据早就不能博得资本方的信任。再加上第一篇报告中，汇总的 2016 年融资金额早已超过 2015 年同期，一味地把企业生存问题推给资本寒冬，并不合适。

　　"研究生"也是一个值得分析的例子，创始人姬十三是神经生物学博士，而且有科学松鼠会和果壳网两个成功的互联网项目经验，可以说具备了互联网和医疗双重背景。姬十三在接受采访时说过，他很看好女性健康的市场，于是推出了这款备孕 App。但是最后因为精力不够，产品越前进就会觉得它的难度越大，因为整体需要调动资源的需求，超出了整个团队的能力。其中很大的原因可能是过高估计了备孕市场的容量和 App 存活度。对于女性来说，一生备孕只有一两次，每次只有两三个月的关注期，产品一开始就存在用户数量不够、留存度低的致命问题。

对"互联网＋医疗"公司的发展提出建议

　　"互联网＋医疗"行业的用户活跃度相对较低，使得行业必须走出自己的道路，不能完全照搬互联网行业的经验。基于之前的分析，我们对于"互联网＋医疗"行业的"寒冬"之说，并不认可。相反，今年移动医疗行业所获得的投资金额屡创新高。移动医疗企业需要存活和发展，就要不断进行行业深挖，找到市场真正的痛点。对于盈利模式不明的"互联网＋医疗"来说，"春天"还未真正来到，我们期待寻找到最正确的模式，为医改、医疗机构、患者提供最实惠便捷的服务，真正打通医疗全流程的院内与院外。

我们建议创业者进入"互联网＋医疗"行业中时，对企业的发展瓶颈需要考虑以下几点。

1.对医疗资源的掌握程度

"互联网＋医疗"，比互联网更重要的是医疗活动。真正能够满足这个需求的，只有医院和医生。医院和医生在这个服务中所处的位置是任何互联网产品无法取代的。要想突破盈利模式的困境，就必须抓住"医"字。没有医疗资源就贸然进入这个行业，容易成为炮灰。

2.产品的定位

移动医疗要把握住患者的真正需求，设计好正确的定位产品。好的产品能够解决一定的问题，而且是患者有真正需求的问题；比如糖尿病的管理，患者需要长期关注血糖，控制饮食。只是在2016年，"互联网＋医疗"企业早已经饱和，无论是前段的健康管理、自诊、自疗，中段的挂号诊疗，后段的管理康复，都已经有大量的企业杀入，如何才能找到蓝海脱颖而出，需要的是创业者的智慧。

3.对盈利模式的正确分析，是否具有资本变现的能力

这才是企业能否存活的关键，做生意最终的目的是赚钱。先从医院、医生护士、医药企业和患者中找到谁为产品买单，再提升产品的硬实力。互联网产品最重要的是流量，有了流量才能谈变现。我们调查的700多家企业中，死亡的看起来只有不到40家，但是大量企业推出的App在单一市场

中下载量只有几百次，谈何变现？

4. 医疗创业更加精英化

在统计完这 700 多家企业后，我们有一个感受，医疗创业和 TMT 相比，整体要更精英化，学生式的创业和靠想象力很难获得成功。不管是互联网出身还是医疗出身，前提都是在各自领域有很强的个人能力和团队捏合能力。

为什么这样说？我们可以看到，死亡的企业中大部分死在痛点不精准和跨界难上面，这对互联网出身和医疗出身的创业者是一样的难题。

至少到目前为止，医疗行业并没有像 TMT 一样，靠资本就能把市场一下子推高，从而养成用户习惯再来占有市场。目前互联网医疗的几个独角兽，也没有完全靠烧钱迅速达到巨大的规模。

一句话，医疗创业得走心。不管是资本寒冬，还是资本暖冬，其实都和企业做大或死亡的关系不是最大的。

附录A　医疗投资专业术语表

A

天使投资（Angel Investment）

天使投资指的是为企业提供种子或创业资金以获取股权的投资行为。

主要投资者（Anchor Investor）

主要投资者指的是组织某轮筹资的公司或个人，通常也是交易中投入资本最多的。

B

全部资金（Buyout）

用来为生产管理中所需购买生产线、收购其他业务所提供的资金，它可以处于公司发展中的任何阶段，资金的来源可以是任何上市公司或私人公司。

C

资金消耗率（Capital Consumption Rate）

资金消耗率是指一家创业公司在赢利前消耗创业资金的比率。

CIS（临床信息系统）

CIS 支持医院医护人员的临床活动，收集和处理病人的临床医疗信息，丰富和积累临床医学知识，并提供临床咨询、辅助诊疗、辅助临床决策，提高医护人员的工作效率，为病人提供更多、更快、更好的服务。

封闭式证券投资基金与开放式证券投资基金（Closed-end Fund and Open-end Fund）

根据运作方式的不同，证券投资基金可分为封闭式证券投资基金和开放式证券投资基金。封闭式证券投资基金，又称为固定式证券投资基金，是指基金的预定数量发行完毕，在规定的时间（也称"封闭期"）内基金资本规模不再增大或缩减的证券投资基金。从组合特点来说，它具有股权性、债权性和监督性等重要特点。开放式证券投资基金，又称为变动式证券投资基金，是指基金证券数量可因发行新的基金证券或投资者赎回本金而变动的证券投资基金。从组合特点来说，它具有股权性、存款性和灵活性等重要特点。

受控资本（Capital Under Management）

受控资本指的是基金可支配和管理的用于投资的资本额。

公司回购（Company Repurchase）

公司回购指的是公司买回像私募股权公司这样的金融投资者手中自身股票的过程，也是私募股权基金退出公司的一条途径。

D

尽职调查（Due Diligence，DD）

尽职调查是指由中介机构在企业的配合下，对企业的历史数据和文档、管理人员的背景、市场风险、管理风险、技术风险和资金风险做全面深入的审核，多发生在企业公开发行股票上市和企业收购中。

E

股权（Equity）

股权是所有者对公司的权益所在，以投资者所拥有的股票数目来体现。

股权发放（Equity Offerings）

股权发放是指公司通过发行普通股或优先股使投资者获得股权来筹集

资金。

股权投资（Equity Investment）

股权投资（一般长期）是指通过投资拥有被投资单位的股权，投资企业成为被投资单位的股东，按所持股份比例享有权益并承担责任。

F

第一阶段（First Stage）

第一阶段是指为需要扩展初始资本和需要资金的企业进行的融资，一般用于开展制造或销售业务。

募资（Fundraising）

募资指一家私募股权公司为基金寻求有限合伙人资金承诺的过程。

G

普通合伙人（General Partner）

普通合伙人可以指一家私募股权公司的高层合伙人，也可以指管理私募股权基金的公司。

H

HIS（医院信息系统）

HIS 全称 Hospital Information System，是覆盖医院所有业务和业务全过程的信息管理系统。

I

种子投资（Initial/Seed）

种子投资是指一笔提供给创业者或企业家的相对数目较小的资金，通常用来验证其概念。

孵化器（Incubator）

孵化器是专门培养有待风险投资者关注的商业概念或新技术的实体。

投资银行（Investment Banks）

投资银行相当于股票承销人或代理商，作为股票发行者和投资者之间的媒介。

首次公开募股（Initial public offering，IPO）

首次公开募股指某公司首次向社会公众公开招股的发行方式。

IVD（体外诊断）

体外诊断是指在人体之外，通过对人体样本（血液、体液、组织等）进行检测而获取临床诊断信息，进而判断疾病或机体功能的产品和服务。

L

LIS（检验信息系统）

LIS 全称 Laboratory Information System，LIS 是专为医院检验科设计的一套实验室信息管理系统，能将实验仪器与计算机组成网络，使病人样品登录、实验数据存取、报告审核、打印分发、实验数据统计分析等繁杂的操作过程实现了智能化、自动化和规范化管理。

有限合伙人（Limited Partners，LP）

是有限合伙制企业（如基金）中的实际出资人，其主要职能是投资资本，按约定获取利润的一部分，但不参与公司管理，并以出资额为限对合伙企业债务承担有限责任。

M

就医陪护（Accompany with Medical Treatment）

就医陪护是指为不熟悉医院及看病流程的或外地的患者提供的一项就医全程陪同的服务。

P

PACS（图片影像系统）

PACS 是应用在医院影像科室的系统，主要的任务就是把日常产生的各种医学影像通过各种接口以数字化的方式海量保存起来，当需要的时候在一定的授权下能够很快地调用，同时增加一些辅助诊断管理功能。

Pre-IPO 基金

Pre-IPO 基金投资于企业上市之前或可近期上市时，其退出方式是企业上市后，从公开资本市场出售股票退出。

市盈率（Price to Earning Ratio, 简称 PE 或 P/E Ratio）

市盈率指在一个考察期（通常为 12 个月的时间）内，股票的价格和每股收益的比率。

市净率（PB）

市净率的计算方法是：市净率 = 股票市价 / 每股净资产。

私募股权基金（Private Equity，PE）

私募股权基金是通过私募形式对私有企业即非上市企业进行的权益性投资，在交易实施过程中附带考虑了将来的退出机制，即通过上市、并购或管理层回购等方式，出售所持股获利。

收购（Purchase）

收购是指一家公司取得另外一家公司控制权的行为。

Q

合格投资者（Qualified Investor）

私募基金的合格投资者具备相应风险识别能力和风险承担能力，投资于单只私募基金的金额不低于 100 万元；单位投资者净资产不低于 1 000 万元，个人投资者金融资产不低于 300 万元或者最近三年个人年均收入不低于 50 万元。

R

风险控制（Risk Check）

风险控制是指风险管理者采取各种措施和方法，消灭或减少风险事件发生的各种可能性，或者减少风险事件发生时造成的损失。

净资产收益率（ROE）

净资产收益率又称股东权益收益率，是净利润与平均股东权益的比率。

S

二次公开上市（Secondary Public Offering，SPO）

二次公开上市指在首次发行之后的再次公开发行股票。

二级购买（Secondary Purchase）

二购级买是指从公司现有的股东手中收购股票，而不是直接从发行股票的公司购买。

第二阶段（Second Stage）

第二阶段是指对已经实现初期资本扩张的公司提供营运资金，公司此时应具有生产运输能力，拥有不断增长的财务性收入和存货。

T

第三阶段（Third Stage）

第三阶段是指主要为业务增长提供资金，在这一阶段的公司销售量呈不断增长趋势并已实现盈亏相抵或开始有盈利。

远程医疗（Telemedicine）

远程医疗是指以计算机技术、遥感、遥测、遥控技术为依托，充分发挥大医院或专科医疗中心的医疗技术和医疗设备优势，对医疗条件较差的边远地区、海岛或舰船上的伤病员进行远距离诊断、治疗和咨询。

U

承销（Underwriting）

承销是指为公司发行股票作承销人，即证券发行人委托具有证券销售资格的金融机构，按照协议由金融机构向投资者募集资金并交付证券的行为和制度。承销是证券经营机构基本职能之一。根据证券经营机构在承销过程中承担的责任和风险不同，承销可分为包销和代销两种形式。

V

风险投资（Venture Capital，VC）

风险投资是指投资者以风险资本的形式对尚在发展初期、具有潜在风险的企业进行投资的过程。

附录 B 医疗创业投资大事年表

2014 年秋，三剑客融资。

2014 年 8~10 月，春雨医生、丁香园和挂号网连续获得 5 000 万美元、7 000 万美元和 1 亿美元的融资。这是互联网医疗真正的爆点，也是持续火热的起点。

2015 年 1 月，张强医生集团成立。

张强医生集团成立于 2014 年 7 月，但真正被更多人关注是在 2015 年 1 月，媒体爆出张强医生集团融资 5 000 万元的消息，顿时激起了千层浪花。最受刺激的是医生群体，在此之后，医生集团如雨后春笋般出现。

2015 年 1 月，多点执业陆续放开。

卫计委正式公布了医师多点执业条件，允许临床、口腔和中医类别医师多点执业，解决了医生的自由执业问题。

2015 年 5 月，线上问诊转线下诊所，盈利模式成焦点。

2015 年 5 月 7 日，春雨医生宣布，将在全国五个重点城市开设 25 家线下诊所，到当年年底，还将在全国 50 个大中型城市进一步开设 300 家诊所。2015 年 7 月初，丁香园创始人李天天正式对外宣布，要开有温度的诊所，经营十余家社区的丁香园，正式迈出线下的步子。11 月份，丁香园的线下诊所正式开业。

2015 年 5 月后，商业健康险进场。

2015 年 5 月，政策跟进，国家陆续发布了《关于开展商业健康保险个人所得税政策试点工作通知》《个人税收优惠型健康保险业务管理暂行办法》《关于实施商业健康保险个人所得税政策试点的通知》三大关于个人税收优惠健康险的相关政策，保险成为国内医疗重要买单方式之一。

2015 年 7 月，Teladoc 成为全球首家 IPO 的在线问诊公司。

2015 年 7 月，美国老牌远程问诊公司 Teladoc 正式在纽约股票交易所挂牌交易，成为全球首家 IPO 的在线问诊公司。

2015 年 9 月，分级诊疗催生巨大需求。

2015 年 9 月，国务院办公厅推出推进分级诊疗制度建设的指导意见，提出了 2020 年全国内分级诊疗制度基本建立，要求逐步建立基层首诊、双向转诊、急慢分治、上下联动的分级诊疗制度。

2015 年 11 月，微医 3 亿美元融资，独角兽终于出现。

从 2015 年 9 月传出巨额融资到 11 月底尘埃落地，微医集团经历了最为刺激的一段旅程，同时也收获了最大的回报，那就是成为中国互联网医疗第一家独角兽企业。

2015 年，各大药企也在积极打造互联网医疗产业链。

2015 年 1 月，白云山宣布定增 100 亿投资大南药、大健康、大商品平台，与阿里探索合作；7 月，仁和药业宣布打造互联网产业链；7 月，鱼跃医疗与辉瑞中国宣布将在心脑血管、高血压等领域提供互联网健康服务；12 月，康美药业非公开募集资金 81 亿元，"互联网 + 大健康"战略加速落地。

2015 年 12 月，乌镇互联网医院开张。

2015 年 12 月 7 日，浙江省桐乡市政府正式宣布全国首家互联网医院上线，推出乌镇互联网医院官方网站和 App，为全国百姓提供以复诊为核心的在线诊疗服务。通过网络视频即可完成诊疗过程，包括开具电子处方和配药。

2016 年 3 月，腾讯全面展示腾爱医疗战略布局。

2016 年 3 月，腾讯在贵州举办了"互联网技术提升医疗民生服务"的发布会，全面展示腾爱医疗战略布局。

2016 年 4 月到 6 月，深圳开通医保移动支付，腾讯、阿里巴巴、平安三大巨头接连布局。

2016 年 4 月 22 日，腾讯官方宣布与深圳市人社局共同签署战略合作协议。5 月 31 日，支付宝与深圳人社局合作的全国首个医保移动支付平台，开始在深圳六家医院落地试运行。6 月 15 日，平安宣布正式启动医保卡移动支付试点运行。

2016 年 4 月后，互联网医院成热点，互联网医疗抢着开。

2016 年 4 月 6 日，银川市人民政府与好大夫在线正式签约，合作共建银川智慧互联网医院；4 月末，岗岭集团与贵州省共同建立的西南互联网医院正式宣告上线运营；5 月 24 日，广州市荔湾区政府授权同意广州市荔湾区中心医院与七乐康合作共建荔湾七乐康互联网医院；8 月，第三军医大学西南医院宣布将携手平安健康互联网股份有限公司合作打造创新型"西南平安互联网医院"，共同建立全新 O2O 医疗服务平台；到 2016 年 11 月，全国互联网医院大军已经扩充到约 36 家。

2016 年 5 月，平安好医生对外宣布获得 5 亿美元巨额 A 轮融资，开启移动医疗重资产时代。

2016 年 5 月 19 日，中国平安旗下"平安好医生"正式对外宣布，完成 5 亿美元 A 轮融资，融资完成后，平安好医生估值达到 30 亿美元。该轮融资刷新之前全球范围内互联网医疗初创企业单笔最大融资及 A 轮最高估值两项记录。

2016 年 5 月，药给力业务暂停，医药 O2O 将往何处去。

2016 年 5 月 18 日，主打"1 小时送药上门"的医药 O2O 公司药给力宣告公司暂停相关业务。造成上述局面的两大核心原因是：融资失利，创始团队对公司发展和定位有分歧。

2016 年 8 月，健康中国时代开启，重建基础医疗。

全国卫生与健康大会在京召开。会议强调要把人民健康放在优先发展的战略地位，加快推进"健康中国"建设。

2016 年 9 月，上门医疗合法化，家庭医生迎来发展契机。

2016 年 9 月 6 日，北京市卫计委转发《国家卫计委关于开展居家上门医疗服务有关问题的批复》：国家卫计委明确以家庭病床、上门巡诊等方式开展医疗服务，属于合法执业行为。

2016 年 10 月，春雨医生创始人张锐先生逝世。

2016 年 10 月 5 日晚，北京春雨天下软件有限公司（春雨医生）创始人兼 CEO 张锐因突发心肌梗塞，不幸在北京去世，享年 44 岁。

2016 年 10 月，中共中央、国务院印发了《"健康中国 2030"规划纲要》。

2016 年 10 月，中共中央、国务院印发了《"健康中国 2030"规划纲要》，共建共享成为"健康中国"的基本路径。

2016 年第三、四季度，移动医疗大规模裁员。

2016 年 8 月 2 日，移动医第一股"就医 160"被曝出准备裁员 300 人；8 月初裁员风波刚过，就医 160 又在 2016 年年底爆出"冻薪"风波。8 月 15 日，有媒体陆续曝出"寻医问药裁员 50% 以上"的消息，官方给出的回应是对人员的优化和调整。

2016 年 12 月，未来医疗 100 强榜单发布，未来医疗产业加速计划启动。

2016 年 12 月，"2016 风暴眼·未来医疗 100 强论坛"在北京盛大举办，重磅发布了覆盖 20 万医疗产业链人士的"未来医疗 100 强榜"，发布此榜单榜的宗旨是面向医疗健康产业遴选真正代表未来医疗的中国创新医疗企业，发现中国未来医疗产业的核心力量。

2017 年 1 月，两票制正式颁布实施。

2017 年 1 月，国务院医改办、国家卫计委等八部门联合颁布了《印发关于在公立医疗机构药品采购中推行"两票制"的实施意见（试行）的通知》，并在全国推行。

2017 年 1 月，中医药"一带一路"规划发布。

国家中医药管理局和国家发改委联合发布《中医药"一带一路"发展规划（2016—2020 年）》，提出到 2020 年，中医药"一带一路"全方位合作新格局基本形成，将与沿线国家合作建设 30 个中医药海外中心，颁布 20 项中医药国际标准，注册 100 种中药产品，建设 50 家中医药对外交流合作示范基地。

2017 年 2 月，百度内部整体裁撤医疗事业部。

2017 年 2 月 9 日，百度内部整体裁撤医疗事业部，百度医生将关闭服务并下线，百度确立人工智能在医疗行业的地位。

2017 年 3 月，富士康进军医药圈，单一项目预估产值 3 亿元。

2017 年 3 月 1 日，富士康总裁郭台铭透露，已与华大基因达成战略合作，富士康将批量生产华大基因的若干仪器和产品。

2017 年 3 月，互联网医院扎堆宁夏银川。

2017 年 3 月 17 日，丁香园、北大医信、春雨医生等 15 家企业同时签约银川互联网医院。加上好大夫在线、微医，17 家互联网医疗企业先后获得银川市政府颁布的互联网医院"牌照"。

2017 年 4 月，医联体政策发布。

2017 年 4 月 25 日，国务院总理李克强在会议中强调，建设和发展医联体，是贯彻以人民为中心的发展思想、落实《政府工作报告》部署的重点任务，是深化医疗医保医药联动改革、合理配置资源、使基层群众享受优质便利医疗服务的重要举措。

2017 年 4 月，北京医改正式实施。

2017 年 4 月 8 日零时，《北京市医药分开综合改革实施方案》正式实施，北京开启医改新篇章。北京 3 600 余家医疗机构，从三甲医院到基层社区医院，再到非公医疗机构，所有的系统同步切换，启用新的价格体系。

2017 年 4 月，中国健康医疗大数据国家队成立。

2017 年 4 月 27 日，国家卫生计生委牵头成立国家健康医疗大数据安全管理委员会，负责组建和监督两大集团公司——"中国健康医疗大数据产业发展有限公司"和"中国健康医疗大数据股份有限公司"。两公司以国有资本为主体，成员单位包括神州数码、中国工商银行、中国银行、东软集团、浪潮集团，共计 13 家行业领军企业和投融资平台。

2017 年 5 月，互联网医院政策泄露。

2017 年 5 月 9 日，国家卫生计生委办公厅发布的《关于征求互联网诊疗管理办法（试行）（征求意见稿）和关于推进互联网医疗服务发展的意见（征求意见稿）意见的函》被媒体曝光，医疗创业者人心惶惶。

2017 年 5 月，动脉网举办首届中国基层医疗创新实践论坛。

2017 年 5 月 17 日，动脉网在成都举办了"2017 中国基层医疗创新实践论坛"，并发布《2017 中国基层医疗创新白皮书》。

2017 年 6 月，医疗保险支付方式改革。

2017 年 6 月 28 日，国务院颁布了《国务院办公厅关于进一步深化基本医疗保险支付方式改革的指导意见》。明确了要实行多元复合式医保支付方式，重点推行按病种付费，开展按疾病诊断相关分组付费试点，完善按人头付费、按床日付费等支付方式，强化医保对医疗行为的监管。

2017 年 6 月，云南白药获得 56 亿元战略投资。

2017 年 6 月 6 日，云南白药发布公告，为推进混改并引进第三方投资者，江苏鱼跃科技发展有限公司拟单方面向公司控股股东云南白药控股有限公司增资 56.38 亿元，实现云南国资委、新华都和江苏鱼跃分别持有白药控股 45%、45%、10% 股权。

2017 年 6 月，药明生物港交所上市。

2017 年 6 月 13 日，药明生物在港交所挂牌上市，上市首日涨 37%，市值超 320 亿元。

2017 年 7 月，《中华人民共和国中医药法》正式施行。

2017 年 7 月 1 日《中华人民共和国中医药法》正式施行。2016 年 12 月 25 日全国人民代表大会常务委员会审议通过了中国首部《中医药法》，明确了中医药事业的重要地位和发展方针，提出建立符合中医药特点的管理制度，加大对中医药事业的扶持力度，坚持扶持与规范并重，加强对中医药的监管，同时加大对中医药违法行为的处罚力度。

2017 年 8 月，万达冲进医疗圈，投资 1 440 亿元。

2017 年 8 月，万达集团新成立万达大健康产业集团有限公司（简称"大健康集团"），并将医疗事业部并入大健康集团。

2017 年 8 月，京东大举进入医药健康产业，建一体化医药物流生态。

2017 年 8 月，京东开始推出京东医药云仓项目，项目涵盖仓储、运输、配送等各个环节，从采购到配送，京东全程参与，进而保证整个供应链的完整性和高效性。

2017 年 9 月，企鹅医生三家诊所同时落地。

9 月 14 日，腾讯旗下"互联网＋医疗"健康平台企鹅医生表示，已在北京、成都和深圳三座城市落地自建企鹅诊所，服务范围覆盖内科、外科、口腔科等所有常见科室，未来还将整合医联已连接的全国 43 万名优秀医生，进行家庭医生签约服务。

2017 年 9 月，联影医疗完成 33.33 亿元 A 轮融资。

2017 年 9 月 15 日，联影医疗董事长薛敏对外宣布，联影医疗完成 A 轮融资，融资金额 33.33 亿元，投后估值 333.33 亿元。

2017 年 10 月，进口药品注册上市大提速。

2017 年 10 月 10 日国家食药监总局发布《关于调整进口药品注册管理有关事项的决定》。《决定》调整了进口药品注册管理有关事项的适用范围，包括在中国进行的国际多中心药物临床试验申请、化学药品新药以及治疗用生物制品创新药进口临床和进口上市注册申请。

2018 年 1 月，国务院办公厅印发《关于改革完善全科医生培养与使用激励机制的意见》。

2018 年 1 月，国务院办公厅印发了《关于改革完善全科医生培养与使用激励机制的意见》，这是深化医药卫生体制改革的又一重大举措，对于建立分级诊疗制度、改善人民群众健康、推进健康中国建设，具有重要意义。

2018 年 4 月进口药零关税清单出炉。

2018 年 4 月 23 日，财政部官方发文透露：为满足患者对进口药品的需求，进一步健全药品供给保障，提高国内医疗水平，日前国务院关税税则委员会印发公告，自 2018 年 5 月 1 日起，对部分药品进口关税进行调整。届时，含有青蒿素及其衍生物的中成药、清凉油等 28 项药品关税将被取消。

2018 年 5 月，平安好医生赴港 IPO。

2018 年 5 月 4 日，平安好医生在 H 股挂牌。这家成立仅四年的"独角兽"成为互联网医疗上市的第一股。

2018 年 5 月，药明康德进入 A 股市场。

2018 年 5 月 8 日，备受瞩目的医药"独角兽"药明康德在 A 股上市，开盘即涨停，涨幅达 43.98%，股价达 31.10 元 / 股，总市值达 324.06 亿元。药明康德进入 A 股市场，国内 CRO（医药合同研发）行业也迎来快速发展。

2018 年 5 月，高特佳领投，CAR-T 龙头斯丹赛生物完成 1.8 亿元 B 轮融资。

2018 年 5 月，上海斯丹赛生物技术有限公司（简称"斯丹赛生物"）宣布完成 B 轮融资，融资额 1.8 亿元，高特佳投资领投。

自 2009 年成立以来，斯丹赛生物一直致力于成为全球细胞治疗领域的领导者，主要从事前沿的 CAR-T 技术、基因编辑技术和干细胞技术的研究和应用。斯丹赛生物开发的治疗晚期急性淋巴细胞白血病的 CD19 CAR-T，从 2014 年起就已在全国 10 余家顶尖三甲医院血液科进行了 39 例临床试验，完全缓解率达 84.6%，MRD 转阴率达 80%，达到国际领先水平。而且，斯丹赛生物的 CAR-T 治疗淋巴瘤也已取得成功，针对乳腺癌、胰腺癌等实体瘤的临床试验已在多家医院启动。这些进展已经使斯丹赛生物在国内 CAR-T 领域处于龙头地位，推动中国 CAR-T 领域的发展处在与美国"并跑"的状态。

2018 年 5 月，微医宣布 5 亿美元 Pre-IPO 融资完成。

2018 年 5 月 9 日，互联网医疗独角兽企业微医宣布完成了 5 亿美元的

Pre-IPO 轮融资。本轮融资由友邦保险控股有限公司和新创建集团有限公司战略领投，包括中投中财基金管理有限公司在内的新老股东参与了本轮投资。本轮融资是中国医疗健康科技行业目前完成的最大规模上市前融资，融资完成后微医的估值为 55 亿美元。

2018 年 5 月，邦尔骨科获启明创投逾 3 亿元 C 轮融资。

2018 年 5 月 9 日，浙江邦尔骨科医疗集团正式宣布完成 C 轮融资，融资金额逾 3 亿元，投资方为风险投资机构启明创投，致力于打造中国骨科医疗服务龙头企业。

2018 年 5 月，基石药业 B 轮融资 2.6 亿美元。

2018 年 5 月 9 日，基石药业（苏州）有限公司宣布完成 2.6 亿美元（约 16.5 亿元人民币）B 轮融资。本轮融资由主权财富基金新加坡政府投资公司（GIC）领投，红杉资本中国基金、云锋基金、通和毓承资本、中信产业基金、泰康保险集团、ARCH Venture Partners、高瓴资本、King Star Capital、3W Partners、AVICT、宏瓴资本参与，以及现有投资方元禾原点、博裕资本及毓承资本（现"通和毓承资本"旗下基金）继续跟投。

这是迄今为止中国生物医药领域 B 轮最大单笔融资，加上此前完成的 A 轮融资，基石药业已累计融资 4.1 亿美元（约 26.3 亿元人民币）。

2018 年 5 月，云知声获中电健康基金领投 C 轮融资 1 亿美元。

2018 年 5 月 11 日，国内顶尖的物联网人工智能服务企业云知声宣布完成 1 亿美元 C 轮融资，创下迄今为止智能语音技术领域最大单笔融资记录。

云知声 C 轮融资由中电健康基金领投，360、前海梧桐并购基金、汉富资本等跟投。同时，公司新一轮金额更大的 C+ 轮融资也接近完成。

2018 年 5 月，人工智能诊断平台上海铱硐脑医生完成数千万元 Pre-A 轮融资。

2018 年 5 月，上海铱硐医疗科技有限公司——脑医生（Dr.Brain）顺利完成 Pre-A 轮融资，获得海尔资本旗下海立方舟基金数千万元的独家投资。

此前，脑医生曾获由道彤投资领投、艾瑞资本及上海圣习跟投的天使轮投资。本轮融资由齐天创服担任独家财务顾问。

2018 年 5 月，中国自闭症干预行业头部机构大米和小米，获得 4 000 万元 A 轮投资。

2018 年 5 月 17 日，致力于自闭症和智力语言发育迟缓儿童早期康复的深圳大米和小米公司宣布，获得达晨创投的 4 000 万元 A 轮投资。这是中国儿童自闭症干预训练领域为数不多的一次融资，大米和小米的此次融资，将主要用于技术引进、产品研发、开设新的城市中心机构和社区机构。

2018 年 5 月，贝登医疗完成 1 亿元 A+ 轮融资。

5 月 22 日，中国最大的医疗器械 B2B 电商平台——贝登医疗，已完成 1 亿元 A+ 轮融资，由远毅资本领投，辈泉中卫和东方富海跟投，生命资本担任财务顾问。

本轮资金将主要用于夯实电商平台，强化贝登医疗在中国医疗器械 B2B 行业的绝对领先优势，并通过构建医疗流通生态圈，将贝登医疗打造成为中国医疗器械流通产业链的"新链主"。

2018 年 5 月，GRAIL 完成 3 亿美元 C 轮融资，首个产品将在中国上市。

2018 年 5 月 21 日，液体活检"独角兽"GRAIL 宣布完成了高达 3 亿美元的 C 轮超募融资。与前两轮融资不同，本轮融资有大量的中国资本参与。本轮融资的领投方为汇桥资本，通和毓承与高瓴资本也共同参与领投。此外、蓝池资本、招商证券国际、CRF Investment、黄浦江资本（HPR）、工银国际、红杉资本中国以及药明明码等海内外知名机构参与投资。

这家脱胎于 illumina 的公司自成立以来便一直受到业界关注，从比尔·盖茨、杰夫·贝佐斯，到 Google Venture、ARCH Venture，再到强生、百时美施贵宝，甚至是中国腾讯。这家公司的粉丝包含了 IT 精英、顶级风投、制药巨头甚至中国巨头。

2018 年 5 月，成都先导获鼎晖领投 2.5 亿元 B 轮融资。

2018 年 5 月 28 日，成都先导药物开发有限公司宣布完成 B 轮融资 2.5 亿元，由鼎晖投资领投，A 轮投资者追加投资额。成都先导本轮融资资金将主要用于进一步扩大 DNA 编码化合物库规模和技术提升，以及推进自主研发新药的临床开发。

2018 年 5 月，23 魔方 B3 轮融资 6 200 万元。

2018 年 5 月 31 日，国内消费级（DTC）基因检测行业领跑企业 23 魔方宣布完成 B3 轮融资。本轮融资由辰德资本领投，软银中国、本草资本、经纬中国、雅惠医疗跟投，总额为 6 200 万元。至此，23 魔力 B 轮合计融资总额已超过 2 亿元。据了解，23 魔方自 2015 年 5 月正式运营以来已累计完成六轮融资，为国内消费级基因检测领域公开融资规模最大的企业。

2018 年 6 月，莱诺医疗 B 轮融资数千万美元。

2018 年 6 月初，专业从事一次性使用介入性医疗器械研发、制造和销售的莱诺医疗宣布完成数千万美元 B 轮融资，由尚城资本和远毅资本共同领投，原有投资方美敦力中国基金持续跟投，生命资本担任独家财务顾问。

2018 年 6 月，橙意家人获数千万元 B+ 轮融资。

2018 年 6 月，中国呼吸慢性病管理专家橙意家人宣布完成数千万元 B+ 轮融资，由飞利浦领投，重山资本跟投。至此，橙意家人累计融资额已过亿元。橙意家人成立于 2014 年，是一家专注于慢性呼吸系统疾病管理的服务提供商，致力于呼吸系统疾病的初筛、转诊、治疗和康复的综合管理。

2018 年 6 月，药师帮完成 C 轮 4.2 亿元融资。

2018 年 6 月 14 日，药师帮对外宣布，于近日完成 C 轮系列总额 4.2 亿元的融资。本轮融资由冲盈资本担任独家财务顾问。其中 C1 轮由顺为资本领投，松禾资本和高捷资本跟投；C2 轮由 DCM 资本领投，SIG 跟投。其上一轮 1.1 亿元的 B 轮融资于 2016 年年底完成，由松禾和复星领投。

2018 年 6 月，禾连健康进行 B 轮 7500 万美元融资。

2018 年 6 月 21 日，浙江禾连网络科技有限公司宣布完成 7 500 万美元

B 轮融资，由全球领先的人工智能平台公司商汤科技领投，万向投资、杭州联创投资以及多家香港顶级投资机构等跟投，创下医院创新场景应用领域单笔融资额最高记录。

2018 年 6 月，视见科技完成总额 1 亿元的 A 轮融资。

2018 年 6 月 26 日，人工智能医疗行业的领先公司视见科技完成 A 轮追加融资，投资方为招商局创投。2018 年 3 月视见科技完成 A 轮融资，由深创投领投。至此，视见科技完成总额 1 亿元的 A 轮融资。据悉，视见科技的本轮融资将继续聚焦于产品研发，在团队组建和产品矩阵上持续追加投入，并加快推进临床应用场景探索，推动公司快速发展。

2018 年 6 月，妈咪知道完成 C 轮 1.5 亿元融资。

6 月 26 日，妈咪知道宣布已获得由分享投资领投，软银中国、淳石、凤新、一起创资本跟投的 1.5 亿元 C 轮战略投资。此前，妈咪知道先后获得软银中国、晨兴创投、复星锐正、山楂树、周大福集团关联投资机构的四轮投资。C 轮融资后，妈咪知道将继续升级"OMO"（线上线下融合）的医疗服务体系，赋能医生创业，助力基层医疗发展。

2018 年 6 月，五色科技获数亿元 A 轮投资。

2018 年 6 月，五色科技宣布完成由招商局资本领投的数亿元 A 轮融资。据悉，五色科技是由国药集团和 360 集团于 2015 年合资成立，目前主要从事肿瘤化疗第三方服务相关业务。

2018 年 6 月，丽珠单抗获 1.48 亿美元增资。

2018 年 6 月 23 日，丽珠医药集团股份有限公司（简称"丽珠集团"）发布公告称，为促进丽珠集团生物药业务在国内及国际市场开发与拓展，加快推进控股附属公司珠海市丽珠单抗生物技术有限公司（简称"丽珠单抗"）的抗体药物研发进程，满足其经营发展过程中不断增长的资金需求，丽珠集团境外全资附属公司 Livzon International Limited 与云锋基金旗下 YF Pharmab Limited 拟共同以货币方式向 Livzon Biologics Limited 进行增资。

本次丽珠集团通过境外全资子公司 Livzon International Limited 与 YF Pharmab Limited 共同增资 Livzon Biologics Limited，主要为丽珠单抗在国内及国际市场的临床研究与申报、技术合作、产品引进、科研团队充实等业务发展方面提供充足资金，同时优化其资本结构，促进资本与资源的整合，加快业务推进效率及速度。

融资后，丽珠单抗约获得 1.48 亿美元，满足海外研发及临床推进的资金需求。目前，公司海外临床资金需求主要来自于 PD-1 单抗美国临床项目，PD-1 单抗美国 1 期临床试验进展顺利，年内有望进入临床 3 期。

2018 年 6 月，海普洛斯宣布完成数亿元 B 轮融资。

2018 年 6 月 28 日，深圳市海普洛斯生物科技有限公司正式宣布注入 B 轮融资。本轮融资由深创投领投，融资金额高达数亿元。这是这是继 2017 年 12 月 28 日成功完成 A+ 轮 2.1 亿元后的又一轮融资。

2018 年 6 月，宝宝树欲赴港上市，估值 140 亿元。

2018 年 6 月 28 日，宝宝树向港交所递交招股说明书。联席保荐人为摩根士丹利、海通证券、招商证券国际，首席财务顾问为 UBS，联合财务顾问为复星恒利。

2018 年 5 月，宝宝树获得阿里巴巴战略投资（通过其间接全资公司淘宝中国），并同意与阿里巴巴在电商、广告、C2M、知识付费和其他潜在的业务领域开展深入合作。阿里巴巴行业领先的电商业务、用户及服务资源和执行力，可以帮助宝宝树改善现有变现模式及开发新的变现模式，从而进一步释放其生态系统的商业潜力。新一轮融资后宝宝树估值达约 140 亿元。

2018 年 7 月，创新药新锐 Fog Pharma 获 6 600 万美元 B 轮融资。

2018 年 5 月 16 日，位于波士顿的生物技术新锐 Fog Pharma 宣布完成了 6600 万美元的 B 轮融资。本轮融资由通和毓承资本领投，Google Venture、BluePool Capital、Horizons Ventures、Nan Fung Group 和 Leerink Partners 参与投资。其现有投资人包括 Deerfield Management、博裕资本、药明康德风

险投资基金以及一个著名的非机构投资者国际集团。

通过种子轮和 A 轮融资，Fog Pharma 先前获得了 1 100 万美元的资金，使公司迄今的总融资额度达到了 7 700 万美元。

2018 年 7 月，希望组完成近亿元 B 轮融资。

2018 年 7 月 2 日，北京希望组完成近亿元 B 轮融资。本轮融资由远毅资本领投，昌平科技产业母基金（昌发展管理基金）和老股东经纬中国跟投。浩悦资本担任本次交易独家财务顾问。希望组作为中国首家也是全球最大三代测序应用公司、全球最大的 ONT 测序中心，配备了 20 台 GridION X5、1 台 PromethION、6 台 PacBio Sequel 以及 2 台 Bionano Saphyr 平台，成为全球为数不多的、配置完整三代测序技术平台的公司。同时，希望组也是目前中国独家、世界第一批通过 ONT PromethION 官方测序服务认证的公司。

2018 年 7 月，数坤科技完成亿元 A 轮融资。

2018 年 7 月初，数坤科技宣布完成亿元 A 轮融资，由华盖资本、晨兴资本联合领投，天使轮投资者远毅资本继续跟投。

本轮融资后，数坤科技将继续加大科研力度，拓展产品线，建设更全面、更完善的医企合作机制，推进心脑血管人工智能诊疗一体化平台构建，实现大数据早期预警、人工智能影像筛查、人工智能多学科综合精确诊断、个性化治疗方案的规划与风险预测等全流程、全场景的智能诊疗一体化。目前，数坤科技签约合作的医院已经有 50 多家，其中 90% 都是三甲医院。

2018 年 7 月，零氪科技 D 轮融资 10 亿元，成为医疗大数据和人工智能领域首家"独角兽"企业。

2018 年上半年，零氪科技已经完成 D 轮融资，本轮融资达 10 亿元，使其成为医疗大数据和人工智能领域第一家"独角兽"企业。本轮 FA 为指数资本，国务院批准成立的、全球最大的主权财富基金之一"中国投资有限责任公司"是这一轮非常重要的投资者。

零氪科技创始人兼 CEO 张天泽表示，从 2015 年开始，零氪科技通过大量创新和技术研发，实现了数据处理量呈几何级增长。截至 2018 年上半年，零氪医疗大数据平台的肿瘤单病种渗透率已达到 60%，超越美国。在完成数据治理和技术储备的基础上，零氪科技自 2018 年起开始从落地人工智能辅助诊疗应用、带动"互联网＋医疗健康"升级、激活创新医药产业服务等多方面着手实现数据的价值交付与兑现。目前，在天津市科委的支持下，零氪科技与天津市胸科医院达成合作共识，共同建立了京津冀首个肺癌人工智能辅助诊疗平台，依托在天津建立的中国乃至全球最大的肿瘤队列数据运营和随访中心，服务肿瘤患者 40 万人。

2017 年 12 月，在第四届世界互联网大会上，零氪科技成为唯一一家入选"十大互联网最佳实践案例"的创业期公司；2018 年 3 月，零氪科技成为国务院发展研究中心企业研究所在医疗大数据与人工智能领域的重点研究企业；2018 年 4 月，在吴阶平医学基金会的支持下，零氪科技联合国内十家知名三甲医院，在 ASCO 这个国际顶级医学舞台上连发九篇基于中国数据导出"中国医学证据"的世界级学术成果；2018 年 6 月，中共中央政治局常委、国务院副总理、京津冀协同发展领导小组组长韩正考察零氪科技，并鼓励中国企业要坚持走自主创新之路。

2018 年 7 月，Verge Genomics 完成 3 200 万美元 A 轮融资。

2018 年 7 月，利用机器学习开发新疗法的药物研发公司 Verge Genomics 宣布完成 3 200 万美元 A 轮融资，由德丰杰风险投资公司领投，其他参与方包括药明康德风险投资基金、ALS Investment Fund、Agent Capital 和 OS Fund 等创新生物科技投资机构。据了解，目前 Verge Genomics 已累计融资超过 3 600 万美元。

2018 年 7 月，医联完成 10 亿元 D 轮融资。

2018 年 7 月 31 日，中国领先的医疗解决方案提供商医联宣布获得 10 亿元 D 轮融资，该轮融资已于 2018 年 6 月完成，由中投中财领投，红杉资本中国基金、中电健康产业基金、华兴新经济基金等跟投。华兴资本担任本轮融资的独家财务顾问。

医联成立于 2014 年 6 月，同年 8 月获得联创策源与 PreAngel 共投的天使轮融资，2015 年 2 月获得红杉中国数百万美元的 A 轮融资，2015 年 9 月获得由腾讯领投、云锋基金跟投的 4 000 万美元 B 轮融资，2017 年 12 月获得中电健康产业基金战略投资，华兴新经济基金、腾讯、红杉中国参与投资的 4 亿元 C 轮系列融资。经过四年发展，医联不但构筑了集学术、执业、社交、游戏化于一体的专业实名医生平台，并且率先搭建起以患者为中心，覆盖疾病筛查、医生教育、诊疗服务、药品配送、金融保险服务、患者管理服务的整体生态闭环。

2018 年 8 月，明医众禾完成上亿元 A2 轮融资。

2018 年 8 月，专注于基层医疗终端生态服务体系建设的公司明医众禾宣布，已于 2018 年上半年完成上亿元 A2 轮融资，由战略投资方复星医药控股子公司参与。本次融资是明医众禾继 2017 年年底知名医疗产业基金通和毓承、远毅资本投资之后的又一次重要资源引入。

明医众禾成立于 2015 年，主营业务是以信息化平台"医德帮"为载体，为基层医疗机构（主要是农村地区）提供经营管理、药品供应、医疗教育以及分级转诊等一系列赋能。农村小微医疗机构作为医疗资源稀缺、医疗能力薄弱的群体，承担着近 6 亿村镇人口的医疗健康刚需职能。在国家"强基层"战略下，各项政策利好频出，明医众禾在农村基层市场深度耕耘近三年，打下了坚实的基础，领跑优势明显，目前服务能力已覆盖中国 10 余个省、6 万多家基层诊所及村卫生室，覆盖人群过亿人。

2018 年 8 月，壹点灵获数千万元 A+ 轮融资。

2018 年 8 月初，成立三周年的互联网心理服务平台壹点灵获得了由海邦基金领投，约印资本、比邻星创投跟投的数千万元 A+ 轮融资。此前的 7 月 31 日，壹点灵正式对外公布了全新品牌 Logo 及域名，品牌全面升级。

而在四个月前，壹点灵刚完成了数千万元的 A 轮融资，由比邻星创投领投。至此，壹点灵已经完成了四轮融资，共募集资金数千万元，领跑国内互联网心理健康平台。

2018 年 8 月，金蝶医疗完成数千万元 A+ 轮融资。

2018 年 8 月初，金蝶医疗在深圳成功举行第八届中国管理·全球论坛及"构建以医院为主体的互联网医疗服务新模式"医疗行业论坛，并在会上宣布完成数千万元 A+ 轮战略融资，投资方为中泰仁和，且曝光了公司最新发展战略。金蝶医疗总经理尹治国表示，本轮融资将用于产品研发以及服务的升级迭代，进一步加强金蝶医疗互联网医疗业务的运营能力，开拓新客户，发展创新业务。

2018 年 8 月，企鹅医生与杏仁医生合并，新公司名为"企鹅杏仁"。

企鹅医生是由腾讯、基汇资本、医联、红杉资本中国基金联合组建的互联网＋实体医疗并线发展的数字健康服务企业，致力于拥抱互联网科技推动下的中国医疗健康产业变革，为国人提供优质、安全的健康管理服务。

杏仁医生由上海爱海斯信息技术有限公司负责开发并运营管理，于 2014 年 9 月 3 日正式上线。杏仁医生的定位是帮助医生提升工作效率、为诊后医患沟通带来便利的医生专用工具。目前完成 2 亿元 B 轮融资，累计获得约 2.3 亿元投资。

2018 年 8 月 8 日，企鹅医生与杏仁医生合并，新公司将启用"企鹅杏仁"的品牌名称，由马丁（原杏仁医生 CEO）担任总裁，王仕锐（原企鹅医生 CEO）担任 CEO，徐琳（原仁医生 COO）担任 COO。合并后的企鹅杏仁包含了 33 个诊所，覆盖八个城市，已经成为非公医疗体系最大的医生多点执业工作室和日间手术中心。

2018 年 8 月，数字健康创业公司 Hinge Health 完成 B 轮 2 600 万美元融资。

2018 年 8 月 9 日，总部位于加利福尼亚州旧金山的数字健康创业公司

Hinge Health 完成 B 轮 2 600 万美元融资。由 Insight Venture Partners 领投，A 轮主要投资者 Atomico 跟投。该公司迄今筹集的资金总额达到 3 600 万美元。

2018 年 8 月，基因编辑公司博雅辑因宣布完成亿元 Pre-B 轮融资。

2018 年 8 月初，总部位于中国北京的基因编辑公司博雅辑因集团（EdiGene Inc.）宣布完成亿元 Pre-B 轮融资。本轮融资由礼来亚洲基金领投、华盖资本跟投，公司 A 轮领投方 IDG 资本、中经合及龚虹嘉等投资者继续跟随投资。

博雅辑因成立于 2015 年，目前总部设在北京，并在广州及美国剑桥市拥有分公司。其创始人及首席科学顾问魏文胜是基因编辑技术领军人物，也是 CRISPR 遗传筛选技术的奠基人之一。公司致力于将科技前沿的基因编辑技术转化为治病救人的良方。2017 年 9 月，博雅辑因正式取得 CRISPR 在科研类生产即服务对专利使用权，这也是首家取得该专利使用权的中国公司。

2018 年 8 月，生物医药公司 Apexigen 完成共计 7 300 万美元 B 轮、C 轮融资。

2018 年 8 月 13 日，美国生物医药公司 Apexigen 宣布完成 B 轮和 C 轮共计 7 300 万美元的融资。其中德诚资本参与了 B 轮融资，德联资本、本草资本、SV Tech、Virtus Inspire Ventures 等机构共同参与了 C 轮融资。

Apexigen 总部位于加州圣卡洛斯，是一家处于临床阶段的生物医药公司，专注于开发新一代针对肿瘤免疫疗法的抗体。公司拥有独特的抗体药物开发平台 APXiMAB™，目前其核心产品 APX005M 和另外的临床前项目都是利用此平台开发而来。据了解，APX005M 是一种激动型人源化单克隆抗体，通过靶向一种活化先天免疫和获得性免疫的重要共刺激受体——CD40——来激活抗肿瘤免疫应答。

参考文献

[1] 朱敏，张驰.健康医疗大数据领域的政策和法律问题 [EB/OL].（2016-12-01）[2018-10-10]. http://www.cbdio.com/BigData/2016/12/01/content_5394032.htm.

[2] 德勤研究中心.中国医药互联网＋风雨欲来，蓄势待发 [R/OL].[2016-01-26]. https://www2.deloitte.com/cn/zh/pages/life-sciences-and-healthcare/articles/china-pharmaceutical-internet.html.

[3] 文月枫，节绍锋.互联网｜医疗：移动互联网时代的医疗健康革命 [M].北京：中国经济出版社，2015.

[4] 周伟光.300 位私营公司创业者的失败教训 [M].北京：石油工业出版社，2009.

[5] IBM 商业价值研究院.医疗保健行业的数字化重塑 [R/OL].[2017-12-01].https://www.useit.com.cn/thread-17320-1-1.html.

[6] 普华永道.2017"一带一路"背景下的大健康产业投资白皮书 [R/OL].[2017-11-29]. https://vcbeat.net/Report/getReportFile/key/NTIw.

[7] 艾瑞咨询.艾瑞解读中国医疗健康产业互联网化六大趋势 [R/OL]. [2015-07-27]. https://www.sogou.com/link?url=DSOYnZeCC_rd0PwC3lKHngQ1d_e7T5GtsBL22tgXSppPkriVdvohoK4to0wa_Tif.

[8] 德勤研究中心，德勤中国生命科学与医疗行业团队.健康医疗变革 [R/OL].（2018-06-01）[2018-11-19].https://www2.deloitte.com/cn/zh/pages/life-sciences-and-healthcare/articles/embrace-healthcare-revolution.html.

[9] IBM 商业价值研究院.医疗保健业集结于区块链：以患者为中心 [R/OL].[2016-12-01]. https://www-01.ibm.com/common/ssi/cgi-bin/ssialias?appname=skmwww&htmlfid=GBE03790CNZH&mhq= 医疗保健业集结于区块链——以患者为中心 &mhsrc=ibmsearch_a.

[10] 德勤研究中心.2017 中国医疗健康产业投资促进报告 [R/OL].[2018-05-10]. https://vcbeat.net/Report/getReportFile/key/NTg5.